Haidenberger · Gewecke

Stark gegen Osteoporose

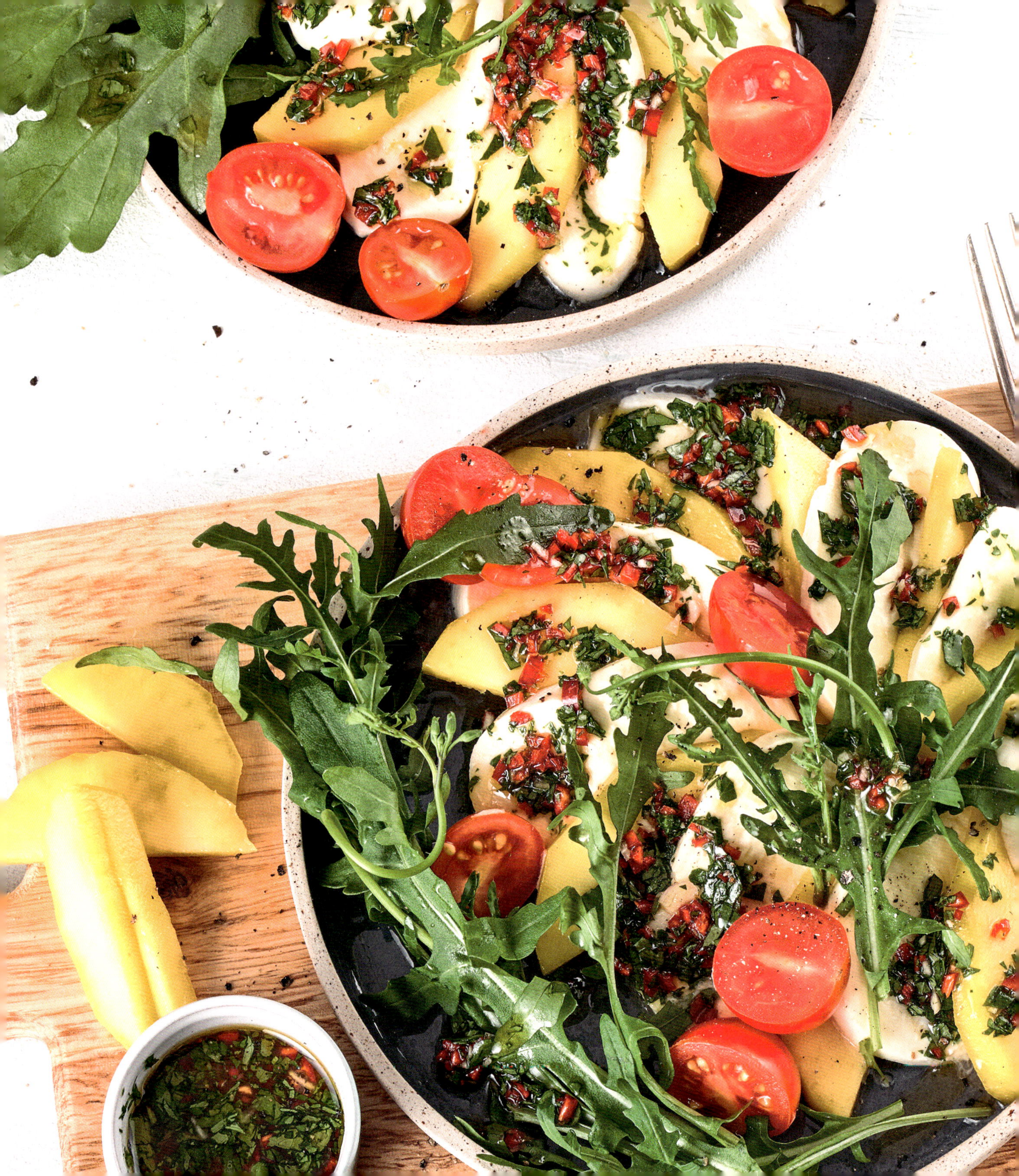

Barbara Haidenberger · Martina Gewecke

Stark gegen Osteoporose

Die beste Ernährung für stabile Knochen.
Mit Bewegungsprogramm für jeden Tag

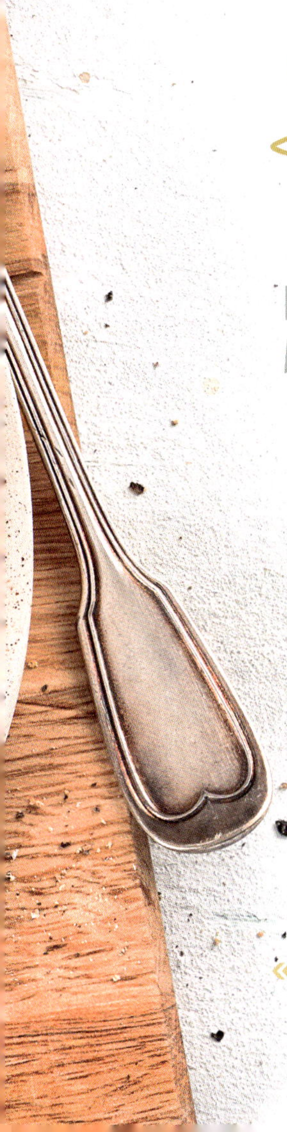

« Mango-Mozzi auf Rucola, Rezept S. 91

TRIAS

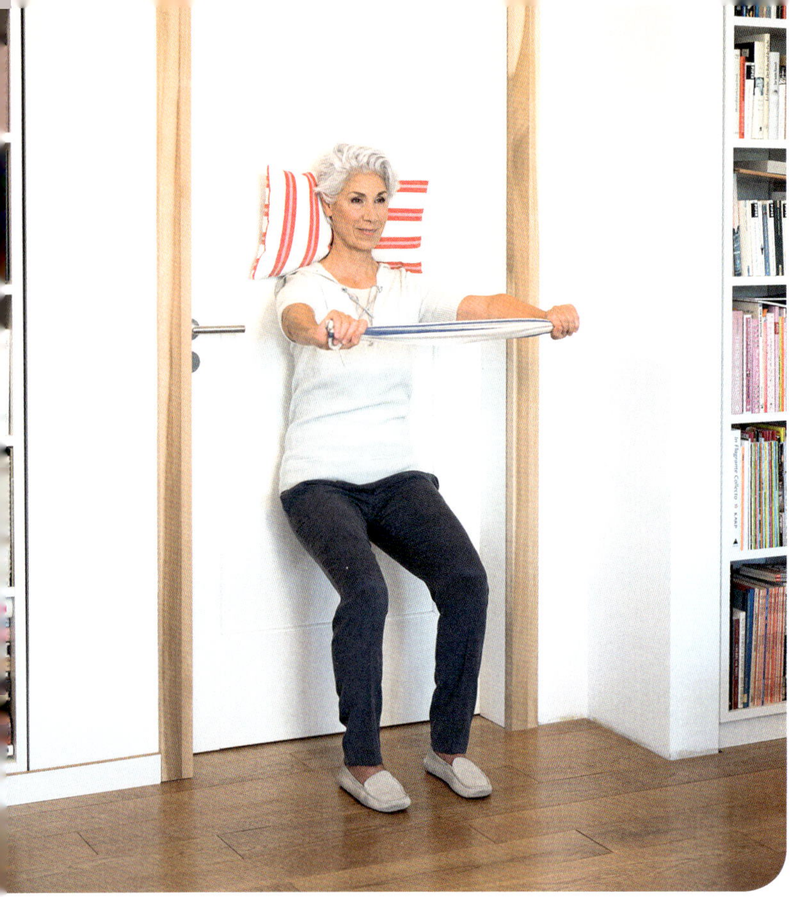

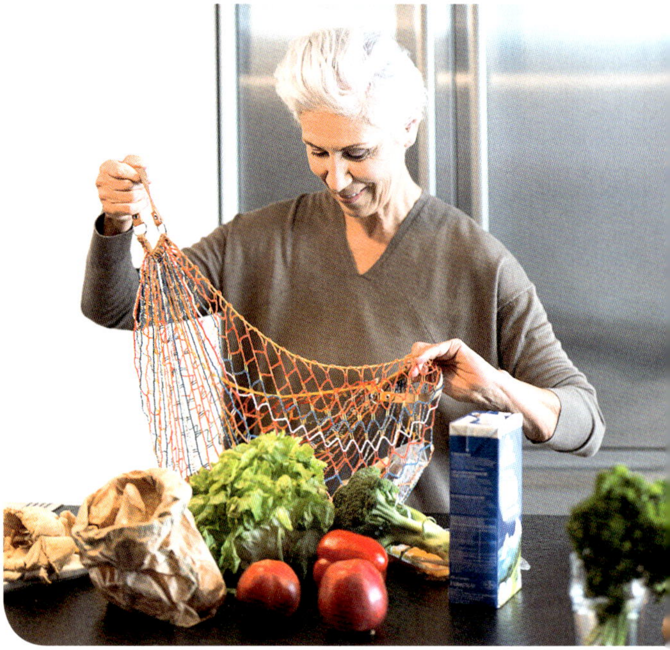

Hähnchenbrust asiatisch mit Bambussprossen, Rezept S. 122

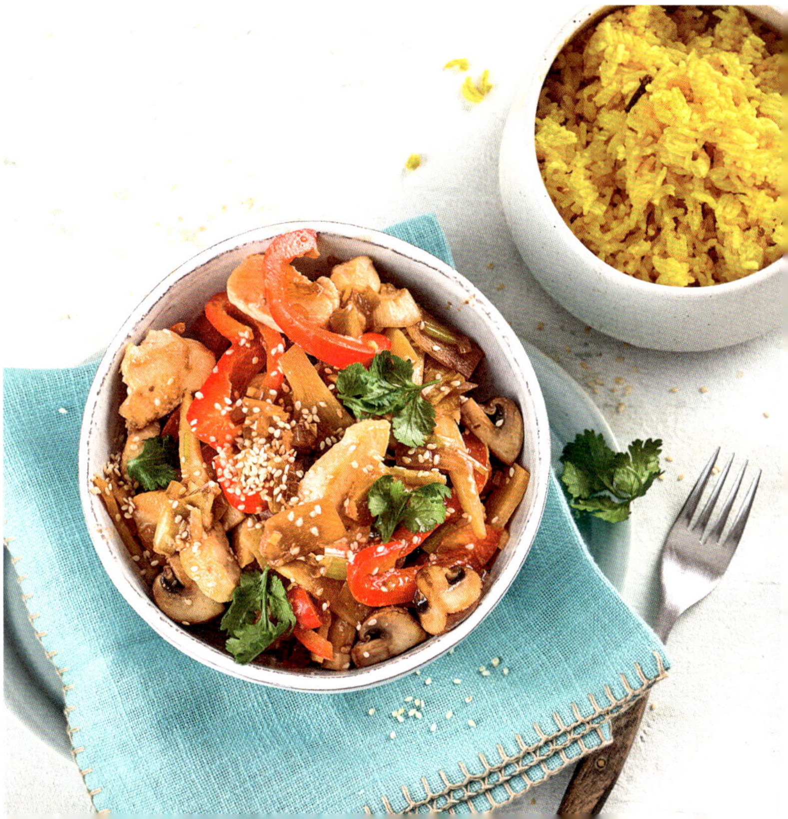

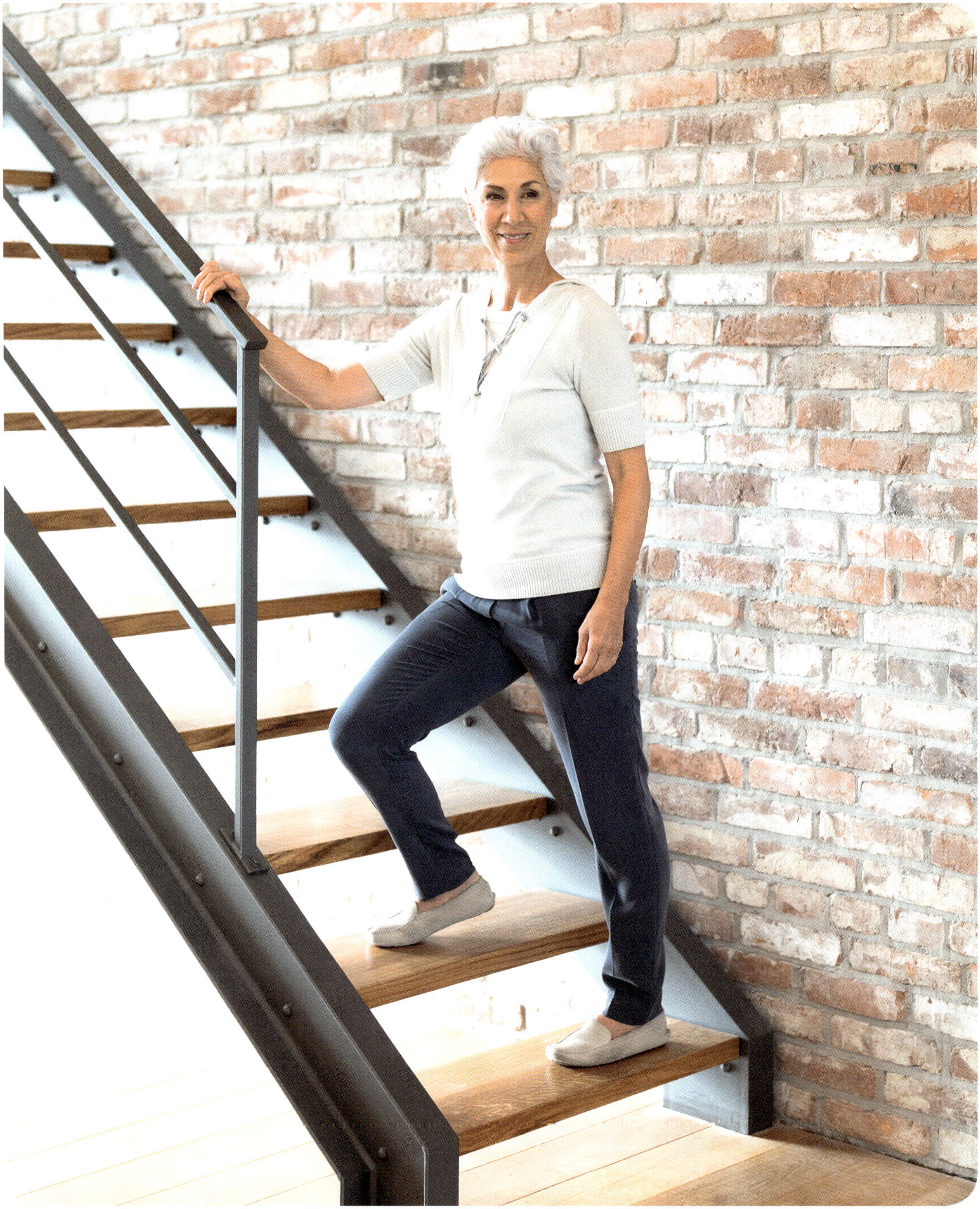

Willkommen in Ihrem knochenfreundlichen Leben!

Hätten Sie das gewusst? Osteoporose ist eine sehr häufige Erkrankung, etwa so häufig wie Diabetes mellitus. Im Gegensatz zu Übergewicht und Diabetes hört man aber vergleichsweise wenig darüber. Das soll sich jetzt ändern. Dieses Buch zeigt Ihnen, wie leicht Sie Ihren Knochen jeden Tag etwas Gutes tun können, wie Sie sie stärken und gesund erhalten können – ein Leben lang.

Wenn Sie von Osteoporose betroffen sind, können Sie eine ganze Menge zu einer erfolgreichen Therapie beitragen.

Osteoporose ist vieles: multifaktoriell, ernst zu nehmen und behandelbar. Keinesfalls ist Osteoporose aber eine normale Alterserscheinung bei Frauen. Auch Männer sind immer häufiger betroffen. Und Osteoporose ist kein unabwendbares Schicksal. Ganz im Gegenteil: Osteoporose lässt sich mit einer ganzheitlichen Therapie behandeln, die neben wirksamen Medikamenten einen knochengesunden Lebensstil mit einbezieht.

Und das Wichtigste: Sie können in jedem Lebensalter einer Osteoporose vorbeugen, von Kindesbeinen an. Sicher gibt es auch einige Faktoren, die wir nicht beeinflussen können, wie zum Beispiel eine erbliche Veranlagung. Doch gerade wenn Osteoporose in der Familie vorkommt, kann man frühzeitig aktiv werden und mit einfachen Mitteln dem übermäßigen Knochenabbau entgegenwirken.

Dieses Buch möchte Ihnen zeigen, dass Knochengesundheit kein »Buch mit sieben Siegeln« ist. Mit Rezeptideen für leckere Speisen und einfachen Übungen die Knochen stärken, das geht viel leichter, als Sie sich das je gedacht hätten. Nur Mut, probieren Sie es einfach aus!

Sie wollten sich schon lange etwas mehr bewegen? Und sich ein bisschen gesünder ernähren? Prima, dann fangen Sie am besten gleich an und starten Sie noch heute in Ihr knochenfreundliches Leben!

Ihre Barbara Haidenberger und Martina Gewecke
München im Herbst 2021

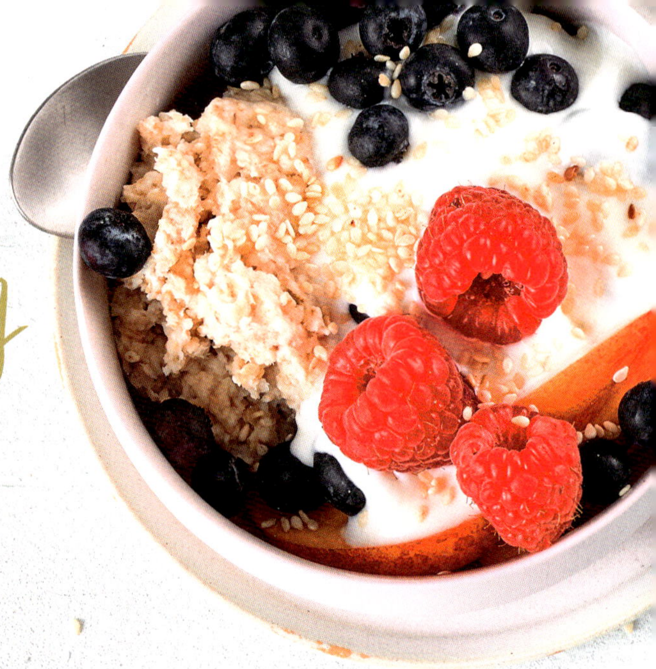

Mein optimaler Tag

Vor dem Frühstück:

Mit 5 kleinen Übungen (Seite 72) wach und beweglich werden.

Morgens

Schnelles Müsli

Für 2 Portionen
15 Min.

4 EL zarte Haferflocken • 300 g frisches Obst der Saison • 300 g Joghurt (3,5 % Fett) • 2 EL geschälter gerösteter Sesam

- Haferflocken in 2 Müslischalen geben, jeweils etwa 50 ml heißes Wasser (aus dem Wasserkocher) darübergießen und quellen lassen. Obst waschen, bei Bedarf schälen und/oder entkernen und klein schneiden, auf die beiden Schälchen verteilen.

- Joghurt glatt rühren, auf das Obst geben und mit geröstetem Sesam bestreuen.

Zwischendurch:

1–2 l Mineralwasser mit mind. 200 mg Kalzium und mind. 1000 mg Hydrogenkarbonat, 1 Portion frisches Obst

Mittags

Brokkoli-Kartoffel-Gratin mit Kräuterdip

Für 2 Portionen
20 Min. plus 20 Minuten Backzeit

300 g Kartoffeln • Salz • 400 g TK-Brokkoliröschen • Fett für die Form • 2 Eier • 100 ml Kaffeesahne (10 % Fett) • frisch gemahlener schwarzer Pfeffer • gemahlener Kümmel • 60 g Käse (z. B. Gouda, Bergkäse oder Edamer, max. 45 % Fett i. Tr.) • 50 g gehackte Haselnüsse • 150 g Joghurt • 2 EL gehackte Kräuter (frisch oder TK)

- Kartoffeln schälen, waschen und in ca. 2 cm große Würfel schneiden. Mit Salz und wenig Wasser bissfest garen. Brokkoli ebenfalls kurz mit Salz und wenig Wasser bissfest dünsten.

- Kartoffeln und Brokkoli in eine gefettete feuerfeste Form geben. Eier mit Kaffeesahne verrühren. Mit wenig Salz, Pfeffer und Kümmel abschmecken. Eiersahne über das Gemüse gießen, Käse reiben, mit den Nüssen darüberstreuen und ca. 20 Minuten bei 180° C backen.

- Für den Dip Joghurt mit Kräutern, Salz und Pfeffer verrühren und zu dem Gratin servieren.

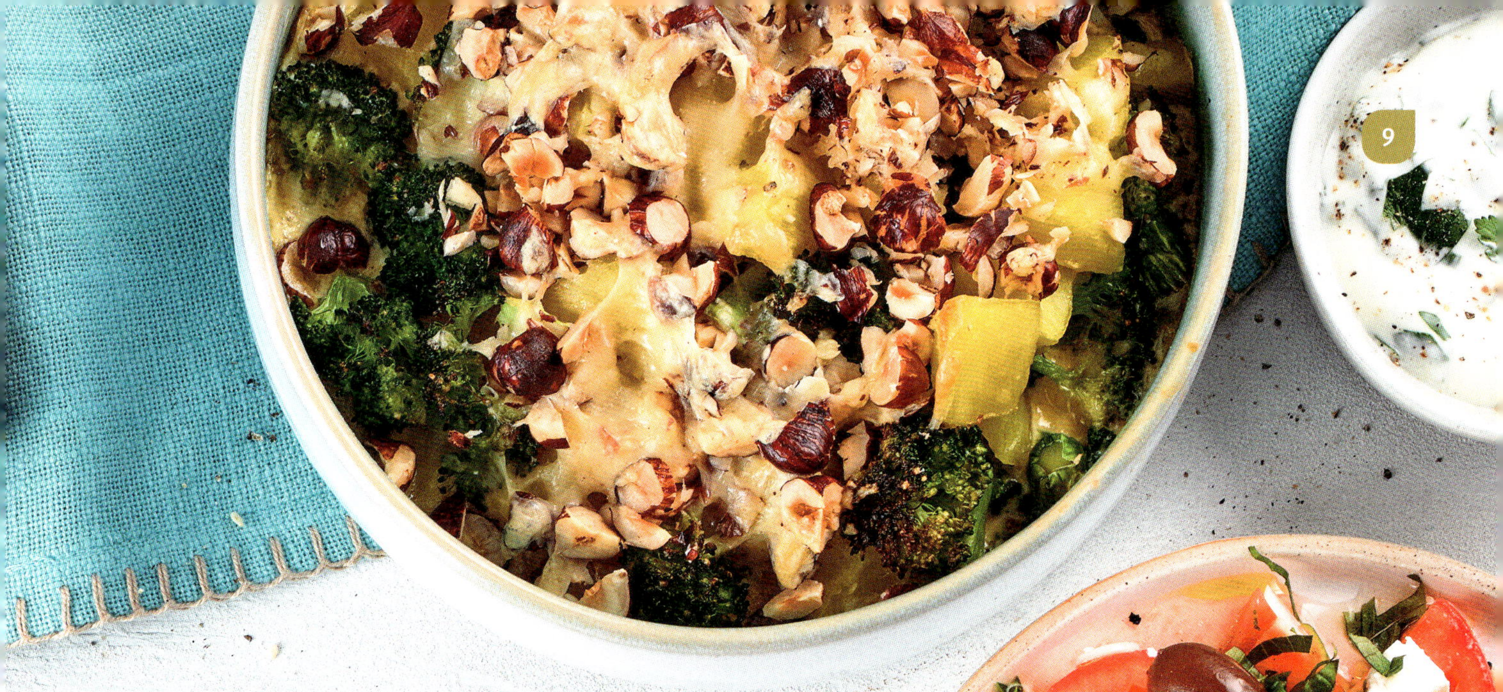

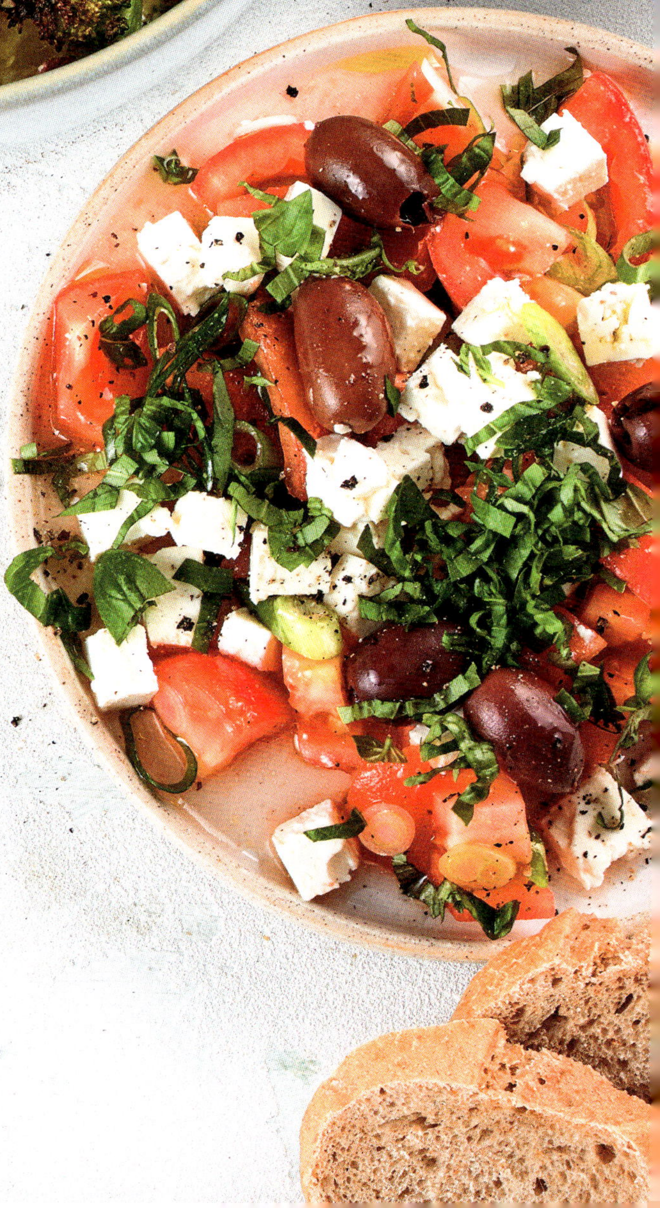

Abends

Tomatensalat mit Feta

Für 2 Portionen

20 Min.

500 g Tomaten • 2 Frühlingszwiebeln • 6 EL Weißweinessig • Salz • frisch gemahlener schwarzer Pfeffer • Zucker • 2 EL Olivenöl • 200 g Feta (45 % Fett) • 10 Oliven ohne Stein • 2 EL gehacktes Basilikum

- Tomaten waschen und auf der Unterseite über Kreuz einritzen. Mit kochendem Wasser überbrühen und mit kaltem Wasser abschrecken. Die Haut abziehen, die Tomaten vierteln und in Scheiben schneiden. Frühlingszwiebeln waschen und in Ringe schneiden. Mit Essig, Salz, Pfeffer und Zucker marinieren und kurz durchziehen lassen. Feta würfeln.

- Den Salat mit Öl verfeinern, Käse, Oliven und gehacktes Basilikum darüber streuen und genießen.

Das passt dazu Vollkornbrot oder Vollkornbaguette

Am Abend:

Fünf Übungen (Seite 72) für ein gutes Gefühl am Ende des Tages.

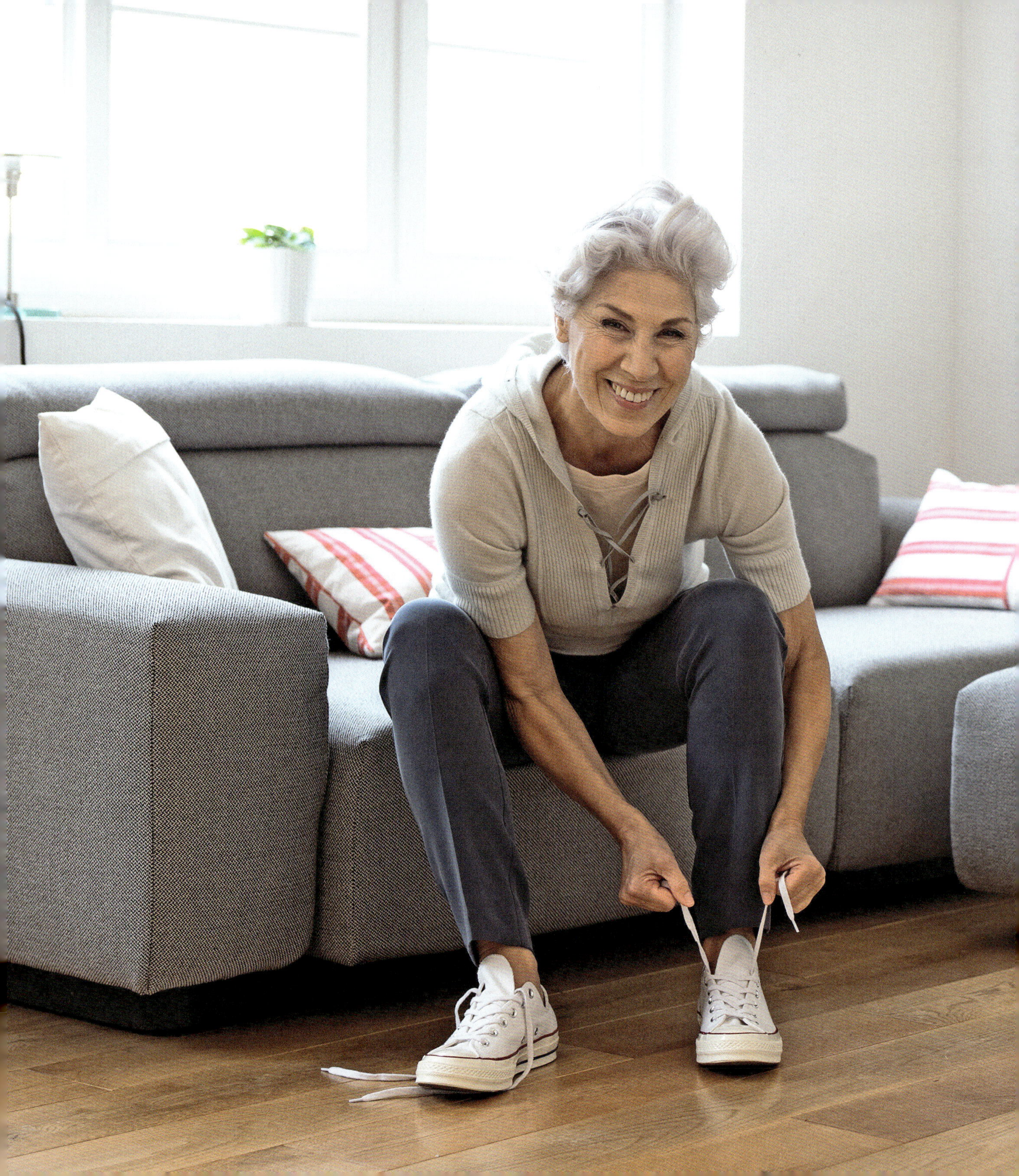

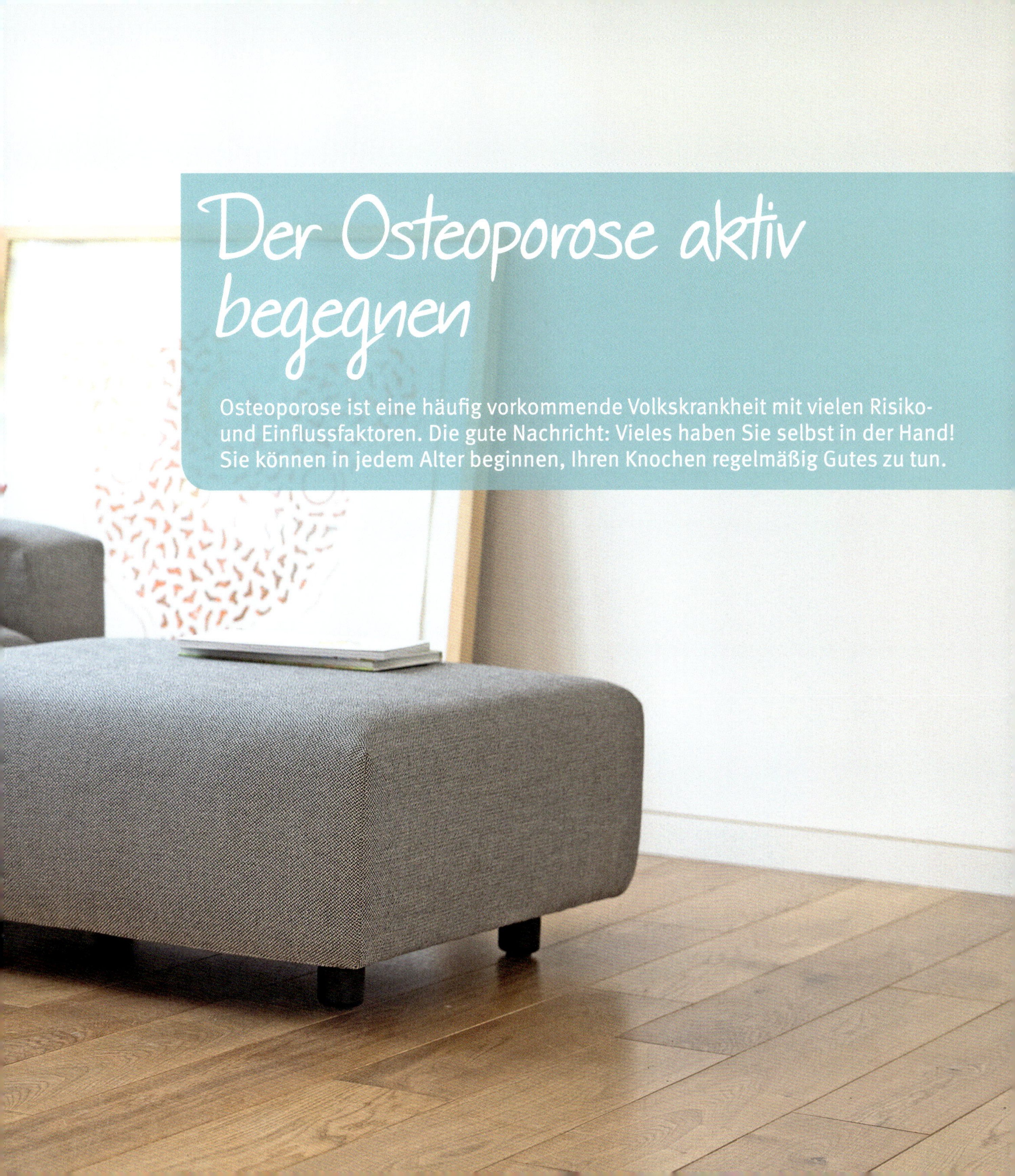

Der Osteoporose aktiv begegnen

Osteoporose ist eine häufig vorkommende Volkskrankheit mit vielen Risiko- und Einflussfaktoren. Die gute Nachricht: Vieles haben Sie selbst in der Hand! Sie können in jedem Alter beginnen, Ihren Knochen regelmäßig Gutes zu tun.

Wie Osteoporose entsteht

Osteoporose entwickelt sich über Jahre. Durch ein Ungleichgewicht zwischen Knochenab- und -aufbau verliert der Knochen an Substanz und Stabilität. Osteoporose ist vielschichtig – aber glücklicherweise kein unabwendbares Schicksal!

Der Knochen lebt

Abbau, Aufbau und Umbau des Knochens finden ständig und überall im Körper statt. Die Erneuerung eines Knochens läuft in 5 Phasen ab – ständig, ein ganzes Leben lang,

Die Phasen sind:

- **Knochenresorption**: Osteoklasten bauen alten Knochen ab.
- **Umkehrphase**: Osteoklastenaktivität lässt nach, Glättung der Oberfläche und Bildung von Zementlinien.
- **Formation**: Weiche Knochensubstanz (auch Osteoid genannt) wird durch die Osteoblasten aufgebaut.
- **Mineralisation**: Einlagerung von Kalzium und anderen Mineralien.
- **Ruhephase**: Umwandlung der Osteoblasten in Osteozyten und Lining-Zellen.

An großen Knochen kann es mehrere hundert solcher Mini-Baustellen gleichzeitig geben. Ein kompletter Umbauzyklus von der Entfernung des alten Knochens bis zum neuen, fertig mit Mineralien bestückten Knochen kann mehrere Wochen bis Monate dauern. Man schätzt, dass das Skelett eines Menschen im Zeitraum von 7 bis 10 Jahren einmal komplett erneuert wird. Es ist also ein »langsames« System, was auch Auswirkungen auf die Wirksamkeit von Maßnahmen zur Prävention und Therapie der Osteoporose hat.

Hormone, Hormone, Hormone

Hormone spielen eine wichtige Rolle für den Aufbau und Erhalt starker Knochen. Östrogene und Testosteron haben eine Schutzwirkung für den Knochen, so hemmen sie z. B. die Osteoklastenaktivität, regen die Kollagensynthese an, verbessern die Kalziumaufnahme aus dem Darm ins Blut sowie die Durchblutung des Knochens und vieles mehr. In den Wechseljahren kann der Östrogenspiegel recht rasch und langfristig absinken, die Schutzwirkung vermindert sich. Die Wechseljahre sind deshalb für die Stabilität der Knochen eine kritische Zeit im Leben einer Frau. Das ist wohl ein Grund dafür, dass Frauen viermal häufiger an Osteoporose leiden als Männer. Die Testosteronbildung bei Männern nimmt ebenfalls im Alter ab, aber dies geschieht oft erst einige Jahre später und nicht so schnell, sodass die Knochen bei Männern länger vor übermäßigem Abbau geschützt sind.

Drei weitere Hormone sind wesentlich am Knochenstoffwechsel und an der Kalziumhomöostase, also an der Aufrechterhaltung eines konstanten Kalziumwertes im Blut, beteiligt.

Drei Hormone, die den Kalziumspiegel steuern:

- **Parathormon** sorgt für die Auslösung von Kalzium aus dem Knochen, wenn mehr Kalzium im Blut benötigt wird.
- Als Gegenspieler des Parathormons senkt **Calcitonin** den Kalziumspiegel im Blut. Dies geschieht durch den Einbau des Kalziums in die Knochen oder durch Ausscheidung über die Niere.
- Ebenso spielt **Calcitriol** eine wichtige Rolle für Knochenaufbau und Kalziumstoffwechsel. Es fördert die Kalziumaufnahme aus dem Darm ins Blut und ist unentbehrlich für den Kalziumeinbau in die Knochen. Calcitriol ist die im Körper und am Knochen wirksame Form des Vitamin D. Dieses »Vitamin« ist eigentlich gar keines, sondern eben ein Hormon. Es kann vom Körper selber hergestellt werden, während alle anderen Vitamine über die Nahrung aufgenommen werden müssen. Mehr zum Vitamin D im Kapitel »Vitamin D – ohne geht gar nichts« (Seite 23).

Knochendichte: lebenslange Entwicklung

Bei der Geburt sind die meisten Knochen noch nicht ausgereift bzw. gefestigt. Erst im Laufe der Kindheit werden nach und nach Mineralien

Aufbau des Knochens

Das Grundgerüst des Knochens besteht aus der Knochenmatrix, die sich aus verschiedenen Proteinfasern, z. B. Kollagenfasern, zusammensetzt. Ohne diesen Eiweißanteil wäre der Knochen starr und brüchig. Kollagen lässt den Knochen bei Krafteinwirkung (z. B. Stürzen) »schwingen«, der Knochen bricht weniger leicht. In den Knochen sind verschiedene Zellen eingelagert.

Zellen des Knochens:

- **Osteoklasten** (knochenabbauende Zellen) können alten, schwachen Knochen effektiv und schnell abbauen und schaffen so Platz für neuen.
- **Osteoblasten** (knochenaufbauende Zellen) bauen langsam und über mehrere Wochen neuen Knochen auf und reifen dann zu Osteozyten.
- **Osteozyten** sind die eigentlichen Knochenzellen. Sie sind aktiv am Knochenstoffwechsel beteiligt und u. a. für den Aufbau der Knochenmatrix zuständig.

Zudem sind Mineralien wie Kalzium, Phosphor, Magnesium, Zink und Kupfer eingelagert, die Stabilität verleihen.

eingelagert. Die Knochen wachsen, die Wachstumsfugen schließen sich und das Skelett erreicht allmählich seine endgültige Größe und Form.

In der Kindheit und den frühen Erwachsenenjahren überwiegt im Normalfall der Knochenaufbau. Bis etwa zum 30. Lebensjahr wird die maximale Knochendichte (Peak Bone Mass) erreicht. Dabei entwickeln Männer normalerweise eine höhere Knochendichte und -masse als Frauen. Dies ist einerseits hormonbedingt, liegt aber auch am größeren Muskelanteil.

Verschiedene Faktoren steuern schon im ersten Lebensdrittel die Entwicklung der Knochenstabilität. Ernährung, Bewegung und Vitamin-D-Versorgung sind bereits in diesem Lebensabschnitt entscheidend dafür, wie gut sich stabile Knochen ausbilden können und wie hoch die maximale Knochendichte wird. Mit der in jungen Jahren erreichten Knochenmasse muss der Körper sein restliches Leben auskommen: Je mehr Knochenmasse in jungen Jahren ausgebildet wurde und je höher die erreichte Knochendichte, desto geringer wird das Risiko, in späteren Lebensjahren eine Osteoporose zu entwickeln.

Ab einem Alter von 35 beginnt bereits ein physiologischer (nicht krankheitsbedingter) Abbau des Knochens. Bis zu 1 % Verlust an Knochenmasse pro Jahr ist möglich. Das kann an einem Ungleichgewicht in der Aktivität von knochenab- und aufbauenden Zellen liegen oder auch an abnehmender Hormonproduktion. Der Lebensstil ist auch hier wieder ein wichtiger Faktor, der den Knochenabbau verlangsamen oder beschleunigen kann.

Knochenmasseverlust abhängig von Alter und Geschlecht.

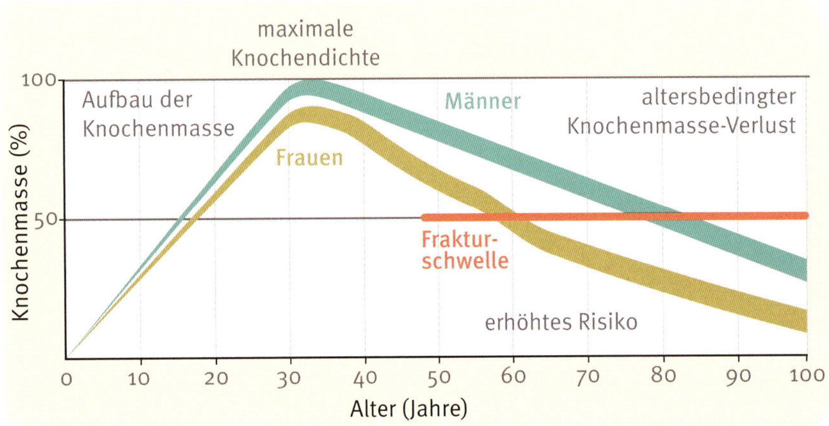

Wie häufig ist Osteoporose?

Kurz gesagt: sehr häufig! Die WHO (Weltgesundheitsorganisation) zählt Osteoporose zu den Top Ten der Volkskrankheiten weltweit. Über 200 Millionen sind betroffen, mit steigender Tendenz. In Deutschland sind es 6 Millionen, in Österreich 750 000 und in der Schweiz 600 000. Dabei trifft es Frauen etwa viermal häufiger als Männer. Während in der Altersgruppe über 50 Jahre etwa jede vierte Frau von Osteoporose betroffen ist, hat im Alter über 75 Jahre bereits jede zweite Probleme mit der Knochengesundheit. Trotzdem ist es keine reine Frauenkrankheit, denn 20 % der Erkrankten sind Männer.

Diagnostik: Wie stellt man Osteoporose fest?

Ein wichtiger Parameter für die Diagnostik einer Osteoporose ist die Knochendichtemessung, dabei ist die am häufigsten verwendete Methode die DXA-Knochendichtemessung. DXA steht dabei für das englische »Dual Energy X-ray Absorptiometry« (bei uns: Dual-Röntgen-Absorptiometrie).

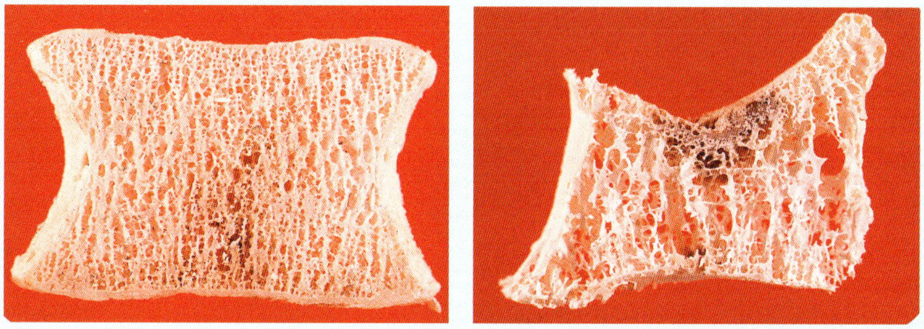

Links: normal, rechts: osteoporotisch (aus: Niethard F, Biberthaler P, Pfeil J. Duale Reihe Orthopädie und Unfallchirurgie, 8. Aufl. Stuttgart: Thieme; 2017)

Definition Osteoporose

»Die Osteoporose ist eine systemische Skeletterkrankung, die durch eine niedrige Knochenmasse und eine mikroarchitektonische Verschlechterung des Knochengewebes charakterisiert ist, mit einem konsekutiven Anstieg der Knochenfragilität und der Neigung zu Frakturen (Knochenbrüchen). Sind bereits Frakturen als Folge der Osteoporose aufgetreten, liegt eine manifeste Osteoporose vor.«
DVO (Dachverband Osteologie), ein wissenschaftliches Gremium von Osteoporose-Spezialisten.

Mithilfe von schwachen Röntgenstrahlen wird die Knochendichte an der Lendenwirbelsäule und am oberen Abschnitt des Oberschenkelknochens (»Oberschenkelhals«) gemessen. Die Messung geht schnell, ist nicht invasiv, völlig schmerzfrei und die Strahlenbelastung gering. Leider wird eine Knochendichtemessung nicht grundsätzlich von den Krankenkassen bezahlt. Doch können die Kosten für eine DXA-Messung eine gute Investition sein, wenn man dadurch eine vielleicht schon bestehende Osteoporose frühzeitig erkennen und behandeln kann, bevor Brüche auftreten.

Andere Methoden sind z. B. die QCT (Quantitative Computertomografie) oder die Knochenstrukturanalyse. Sie sind aufwendiger und teurer, können aber den behandelnden Ärzten zusätzliche Informationen liefern.

Manchmal werden, z. B. in Apotheken, Messungen mit quantitativem Ultraschall (QUS) angeboten. Diese Messungen werden aber nicht an Körperstellen, an denen osteoporosebedingte Brüche am häufigsten auftreten, durchgeführt, sondern beispielsweise an der Ferse, am Finger oder am Handgelenk. Da die Knochen im Körper ganz unterschiedliche Stabilität aufweisen, können die Ergebnisse dieser Messungen nicht mit anderen verglichen werden und haben aufgrund der abweichenden Messstellen eine geringe Aussagekraft. Weiterhin sind Ultraschall-Messungen nicht diagnostisch relevant und man muss das Ergebnis immer mit einer DXA-Messung bestätigen. Darum: Wenn Knochendichtemessung, dann lieber gleich richtig!

Ergebnisse der Knochendichtemessung

Bei einer DXA-Knochendichtemessung wird der sogenannte T-Score ermittelt. Dieser sagt aus, wie groß die Abweichung zwischen der Dichte des gemessenen Knochens und der durchschnittlichen Dichte von gesunden, jungen Knochen ist.

Diagnostik – viel mehr als Knochendichtemessung

Eine DXA-Knochendichtemessung ist wichtig, aber nur ein Teil der Diagnostik. Die Messwerte müssen im Zusammenhang mit anderen Para-

T-Scores für die Diagnostik (Klassifizierung nach WHO)

T-Score	Kategorie
> −1	normale Knochendichte
−1 bis −2,5	Osteopenie (geringe Knochenmasse)
< −2,5	Osteoporose
< −2,5 mit Knochenbruch	manifeste Osteoporose

metern gesehen und unter Berücksichtigung weiterer Einflussfaktoren auf das Risiko für Knochenbrüche interpretiert werden. Zusätzlich ist es wichtig, andere Knochenerkrankungen sowie osteoporoseähnliche Erkrankungen auszuschließen. Dazu gehört zum Beispiel die Osteomalazie (bei Kindern: Rachitis), die durch einen Vitamin-D-Mangel verursacht wird. Ausgeschlossen werden müssen auch sogenannte sekundäre Osteoporosen, bei denen die Veränderungen am Knochen nur die Folge einer anderen Grunderkrankung sind.

Zur modernen Osteoporose-Diagnostik gehören neben der Knochendichtemessung:

- Anamnese und Erfassung von Risikofaktoren,
- körperliche Untersuchung,
- Bestimmung osteoporosespezifischer Blutparameter,
- bei älteren Menschen: Überprüfung des Sturzrisikos.

Der Knochenbruch – A und O für Diagnostik und Therapie

Ziel der Diagnostik ist, das Zehnjahres-Bruchrisiko abzuschätzen. Der Einsatz von entsprechenden Medikamenten ist indiziert, wenn das Risiko für einen osteoporosebedingten Knochenbruch innerhalb von 10 Jahren höher als 30 % geschätzt wird. Die wichtige medikamentöse Therapie sollte durch viele andere, später noch besprochene Maßnahmen ergänzt und unterstützt werden. Ziel der Therapie und auch aller vorbeugenden Maßnahmen ist, das Risiko für Knochenbrüche zu vermindern und Brüche selbst zu verhindern.

Wie Risikofaktoren zu Chancen werden

Osteoporose ist eine multifaktorielle Erkrankung. Viele verschiedene Faktoren können Gesundheit und Stabilität der Knochen beeinträchtigen – oder auch schützen. Manches ist nicht beeinflussbar, wie z. B. die erbliche Veranlagung. Gerade wenn einer oder mehrere dieser Faktoren zutreffen, ist Prävention ganz besonders wichtig. Bei vielen anderen Faktoren können wir gut selber aktiv werden und schon vorbeugend den Aufbau und Erhalt starker Knochen fördern. Viele der Einflussfaktoren, die das Risiko für die Knochenstabilität erhöhen, können uns im Umkehrschluss als Anleitung zur Vorbeugung dienen.

Nicht beeinflussbare Risikofaktoren

- **Alter:** Ab dem 50. Lebensjahr nimmt die Erkrankungshäufigkeit stetig zu, mit jedem weiteren Jahrzehnt kann sich das Bruchrisiko verdoppeln.
- **Geschlecht:** Frauen sind viermal häufiger betroffen als Männer.
- **Körperbau:** Zarte Knochen brechen leichter.
- **Veranlagung:** Das Risiko, an Osteoporose zu erkranken, steigt, wenn Eltern und/oder Großeltern betroffen sind bzw. waren.
- **Wirbelkörperbruch:** Ist dieser bereits erfolgt, ist das Risiko für weitere massiv erhöht. Das gilt in weniger drastischer Form auch für andere Brüche, z. B. am Handgelenk.

Bedingt beeinflussbare Risikofaktoren:

- **Erkrankungen**
- **Medikamente**

Beeinflussbare Risikofaktoren:

- **Untergewicht:** BMI (Body-Mass-Index) unter 20
- **Bewegungsmangel** und **Immobilität**
- **Vitamin-D-Unterversorgung,**
- **Ernährung:** z. B. zu wenig Kalzium und Eiweiß
- **Erhöhter Homozysteinspiegel:** kann durch zu geringe Zufuhr der Vitamine B_{12} und Folsäure begünstigt werden
- **Rauchen**
- **Alkohol:** zu viel und zu häufig

BMI berechnen – ganz einfach:

$$\text{BMI} = \frac{\text{Körpergewicht in Kilogramm}}{\text{Körpergröße in Meter}^2}$$

Erkrankungen mit Osteoporose-Risiko

Viele verschiedene Erkrankungen gehen mit einem erhöhten Osteoporose- und Knochenbruch-Risiko einher oder können eine sekundäre (durch eine andere Erkrankung verursachte) Osteoporose auslösen. Durch die Behandlung der Grunderkrankung können sich zum Teil entstandene Veränderungen wieder zurückbilden. Wird zum Beispiel eine Schilddrüsenfehlfunktion durch eine Therapie mit Schilddrüsenhormonen gut ausgeglichen, vermindern sich die negativen Auswirkungen auf die Knochen. Zusätzlich zur adäquaten Behandlung der Grunderkrankung sollten möglichst frühzeitig alle weiteren Möglichkeiten zum Schutz der Knochen genutzt werden.

Diabetes mellitus Typ 1 und 2

Kommt mit über 6 Millionen Betroffenen in Deutschland vergleichbar häufig wie Osteoporose vor. Dabei ist der Insulinstoffwechsel gestört. Beim Diabetes Typ 1 kann durch eine Erkrankung der Bauchspeicheldrüse kein Insulin hergestellt werden und muss lebenslang gespritzt werden. Beim weit häufigeren Typ-2-Diabetes wird zwar Insulin produziert, ist aber weniger gut wirksam. Dieses Phänomen der Insulinresistenz wird z. B. durch Übergewicht und Bewegungsmangel hervorgerufen und verstärkt. Insulin reguliert hauptsächlich den Zuckerstoffwechsel, beeinflusst aber auch den Fett- und den Knochenstoffwechsel. Durch längerfristigen Insulinmangel oder verminderte Wirksamkeit des Insulins werden Knochenaufbau und Knochenstruktur beeinträchtigt. Beim Typ-1-Diabetes ist das Risiko

Medikamente, die das Osteoporose-Risiko erhöhen

Einige Medikamente können Osteoporoseentstehung und Knochenbruchrisiko begünstigen. Trotzdem dürfen sie nie im Alleingang weglassen werden! Behandelnden Ärzte müssen abwägen, ob einzelne dieser Medikamente reduziert oder ausgetauscht werden können. Ist dies nicht möglich, sollten die Aspekte der Osteoporose-Prävention in den Vordergrund rücken.

Zu beachten sind diese Medikamente:

- Glukokortikoide (Cortisonpräparate), Tabletten oder inhaliert. Der Effekt ist abhängig von Dosierung und Anwendungsdauer.
- Anti-Hormontherapie bei Brustkrebs (Aromatasehemmer) und Prostatakrebs
- Glitazone (bei Typ-2-Diabetes)
- Antiepileptika
- sturzbegünstigende Medikamente (Schlaf- und Beruhigungsmittel, Opioide etc.)
- Medikamente gegen Depression, Epilepsie, psychische Erkrankungen
- Protonenpumpeninhibitoren (zur Reduzierung der Magensäure)
- Schleifendiuretika (zur Entwässerung)

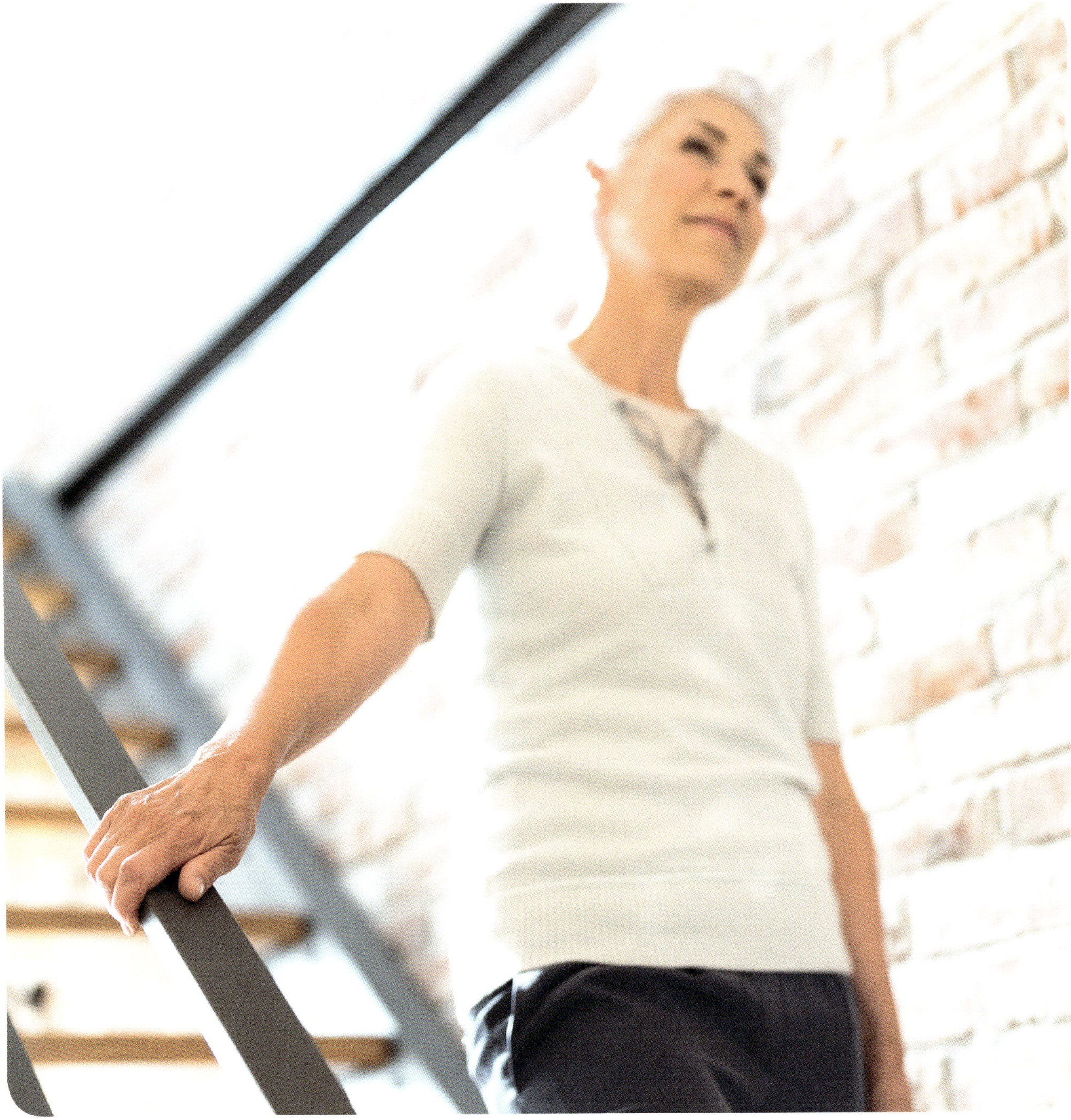

für Knochenbrüche massiv (3- bis 6-fach) erhöht, beim Typ-2-Diabetes immerhin 1,5- bis 2-fach. Hier kann das Phänomen des »diabetic paradox« auftreten: Das Knochenbruchrisiko ist erhöht, obwohl die gemessene Knochendichte normal oder sogar erhöht ist.

Rheumatische Erkrankungen

Rheumatoide Arthritis, Morbus Bechterew und systemischer Lupus erythematodes können das Risiko für Knochenbrüche als eigenständiger Risikofaktor erhöhen – unabhängig von anderen Risikofaktoren und dem häufigen Einsatz von Cortisonpräparaten zur Therapie rheumatischer Erkrankungen. Das Risiko für Brüche steigt und fällt mit der Entzündungsaktivität.

Magen-Darm-Erkrankungen

Erkrankungen im Magen-Darm-Trakt können immer zu einer verminderten Verdauungsleistung und Nährstoffaufnahme aus dem Darm ins Blut führen. Dies ist z. B. bei chronischen Darmentzündungen (Morbus Crohn, Colitis ulcerosa) oder Zöliakie/Sprue (echte Glutenunverträglichkeit) der Fall. Bei chronisch entzündlichen Darmerkrankungen tritt häufig ein Vitamin-D-Mangel auf. Dieser sollte in jedem Fall erkannt und behandelt werden. Kann der Vitamin-D-Wert im Blut durch die Einnahme von entsprechend hoch dosierten Tabletten oder Tropfen nicht im Normalbereich gehalten werden, besteht die Möglichkeit von Vitamin-D-Injektionen. Nach einer operativen Entfernung des Magens (ganz oder teilweise) kommt es ebenfalls zu Verdauungsstörungen, zusätzlich verschlechtert sich durch die verminderte bzw. fehlende Magensäure die Aufnahme von wichtigen Mineralstoffen wie Kalzium.

Anorexie (Magersucht)

Diese Form der Essstörung kann das Osteoporose- und Knochenbruchrisiko erhöhen. Während der akuten Phase muss eine interdisziplinäre Psychotherapie erfolgen, die Betroffenen müssen zuerst die eigentliche Erkrankung überwinden. Hierbei stehen die Behandlung der Essstörung und das Erlangen eines normalen Körpergewichts im Vordergrund. Da von dieser Erkrankung oft junge Menschen betroffen sind, ist Osteoporose-Prävention ein wichtiges Thema in der Nachsorge bzw. Remission (Phase nach Überwindung der akuten Erkrankung).

Weitere Erkrankungen mit erhöhtem Risiko

- Überfunktion der Schilddrüse oder Nebenschilddrüse
- Cushing-Syndrom
- Wachstumshormonmangel
- Herzinsuffizienz
- chronische Atemwegserkrankungen (COPD)
- neurologische Erkrankungen: Epilepsie, Schizophrenie, Schlaganfall, Alzheimer, Parkinson)

Wichtig: Bei allen genannten Erkrankungen sollte frühzeitig eine Basisdiagnostik durchgeführt werden, um mögliche Auswirkungen auf die Knochen rechtzeitig zu erkennen. Alle Maßnahmen zur Stärkung der Knochen und zur Verminderung des Osteoporose-Risikos sind hier besonders wichtig.

Was Sie selbst tun können

Sie haben viele Möglichkeiten, selbst für die Gesundheit Ihrer Knochen aktiv zu werden. Die beschriebenen Maßnahmen sind sowohl zur Vorbeugung als auch zur Unterstützung der Therapie einer Osteoporose geeignet.

Mit Ihrem Wissen über Osteoporose-Risikofaktoren können Sie selbst sehr gut positive Verhaltensweisen zur Stärkung Ihrer Knochen fördern. Zusätzlich gibt Ihnen dieses Kapitel einen Überblick über verschiedene osteoporosespezifische Medikamente. Über deren Auswahl und Verordnung entscheiden natürlich die behandelnden Ärztinnen und Ärzte. Und Sie werden sehen: Für jede und jeden gibt es ein passendes Medikament.

Ein Zusammenspiel aller Faktoren

Die Faktoren Ernährung, Bewegung und Vitamin-D-Versorgung werden in der Behandlung von Osteoporose als Basistherapie bezeichnet. Der Verzicht auf das Rauchen kann eine weitere wichtige Maßnahme sein, um das Knochenbruchrisiko zu senken.

Bei einer bestehenden Osteoporose wird die Basistherapie durch spezielle Osteoporose-Medikamente und ggf. Schmerzmedikamente ergänzt. Ob solche Medikamente benötigt werden und welches Präparat am besten geeignet ist, ist eine ärztliche Entscheidung unter Berücksichtigung des individuellen Risikos für Knochenbrüche. Wichtig ist das Zusammenwirken der verschiedenen Maßnahmen. Sie sind jeweils eigenständige und wirksame Möglichkeiten für Therapie und Prävention. Spezifische Osteoporose-Medikamente sind bei bestehender Osteoporose mit entsprechend erhöhtem Risiko für Brüche sehr wichtig, ersetzen aber nicht die Basistherapie. Umgekehrt machen gut umgesetzte Lifestyle-Maßnahmen die spezifischen Osteoporose-Medikamente keinesfalls überflüssig, können aber deren Wirkung unterstützen und verstärken. Alle Maßnahmen zusammen haben den größten Effekt.

Die Lebensweise in jungen Jahren ist entscheidend für die Beschaffenheit der Knochen im Alter. Somit ist knochengesund essen und leben ein Thema für die ganze Familie – egal ob als Therapiebestandteil oder als Vorbeugung.

Bewegung, Bewegung, Bewegung

Im Kapitel »Ihr Bewegungsprogramm für starke Knochen« (Seite 61) finden Sie detaillierte Informationen zum Thema Bewegung und einige knochenstärkende Übungen für zu Hause. Deshalb hier nur ein paar grundlegende Überlegungen.

Bewegung brauchen wir lebenslang, von Kindesbeinen an bis ins hohe Alter. Jedes Training, das die Muskeln in Bewegung bringt, stärkt auch die Knochen – dabei kommt es allerdings auch ein wenig auf die Art des Trainings an. Zug und Druck der Muskeln auf den Knochen ist eine Grundvoraussetzung für den Aufbau und Erhalt des Skeletts. Wer sich wenig bewegt, baut wenig Knochenmasse auf und später schneller wieder ab. Ohne Bewegung sieht der Körper keinen Grund, Energie und Nährstoffe in die Knochen zu investieren.

Haben Sie sich schon einmal einen Arm oder ein Bein gebrochen? Dann können Sie sicher betätigen, dass Arm oder Bein nach zwei Wochen Gipsverband und Ruhigstellung nicht mehr wiederzuerkennen sind. Die Muskeln sind quasi weg, das Körperglied viel dünner als vorher. Mit Bewegung und Physiotherapie werden die Muskeln dann wieder aufgebaut, aber es dauert eine Weile. Was man nicht sehen kann: Der Knochen unter den Muskeln wird in gleicher Weise abgebaut und muss nach der Ruhigstellung durch gezielte Bewegung wieder aufgebaut werden.

Ein knochengesundes Lebensmotto: **Immer in Bewegung bleiben** – denn wer rastet, der rostet!

Rauchen – Risiko für die Knochengesundheit

Rauchen kann verschiedene Erkrankungen begünstigen, das ist bekannt. Die wenigsten wissen allerdings, dass Rauchen bei Männern und Frauen ein eigenständiger, mäßiger Risikofaktor für vermehrtes Auftreten verschiedener Knochenbrüche ist. Das Risiko steigt mit der Anzahl konsumierter Zigaretten pro Tag. Bei mehr als 15 Zigaretten täglich ist das Risiko besonders hoch. Das Risiko für Knochenbrüche bleibt interessanterweise auch bei Ex-Rau-

Osteoporose-Leitlinien und Dachverband Osteologie

Der DVO (Dachverband Osteologie e. V.) ist der interdisziplinäre Zusammenschluss aller wissenschaftlichen Fachgesellschaften in Deutschland, Österreich und der Schweiz, die sich mit den Erkrankungen des Knochens befassen. Die Leitlinienkommission des DVO erstellt Behandlungs-Leitlinien und überarbeitet diese regelmäßig alle 3 bis 5 Jahre auf Basis von Studien und wissenschaftlichen Erkenntnissen. Die Leitlinie dient Ärzten und Therapeutinnen als wissenschaftlich gesicherte Grundlage und als Anleitung für Prävention, Diagnostik und Therapiemaßnahmen.

cherinnen und -Rauchern noch bis zu 10 Jahre erhöht.

Das Nikotin kann Einfluss auf die Hormonsituation nehmen, insbesondere bei Frauen. Es hemmt die Östrogenproduktion und fördert den Hormonabbau in der Leber. Bei Raucherinnen können die Wechseljahre früher eintreten, die Knochendichte vermindert sich früher durch das Wegfallen der schützenden Hormone. Doch nicht nur das Nikotin ist der Übeltäter. Freie Radikale aus dem Zigarettenrauch können in den Knochenstoffwechsel eingreifen und schädigen die Osteoblasten. Die Folge ist eine verringerte Knochendichte.

Nicht zuletzt kann Rauchen auch die Durchblutung des Knochens bzw. der Knochenhaut vermindern. Die Knochenhaut umschließt jeden Knochen und versorgt ihn mit Nährstoffen. Die Folge: Frauen, die über mehrere Jahre täglich mindestens 20 Zigaretten rauchen, haben im Durchschnitt in der Menopause 10% weniger Knochenmasse als Nichtraucherinnen.

Haus der Knochengesundheit

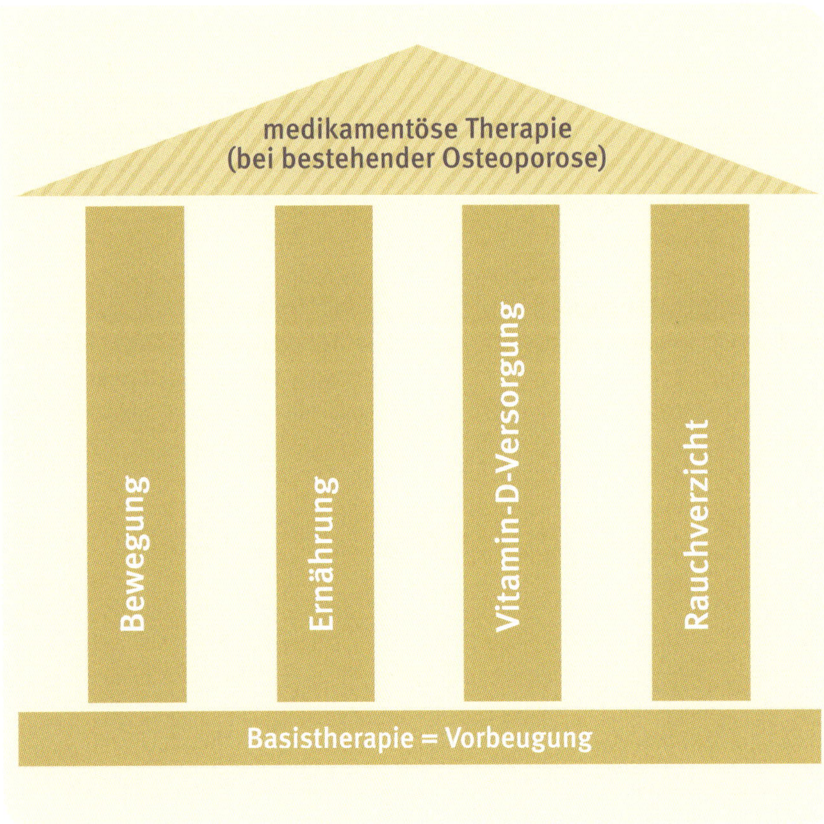

Knochengesund essen

Alle Details einer knochengesunden Ernährung werden im Kapitel »Wie Ernährung hilft« (Seite 31) vorgestellt – von den vielen Rezepten ganz abgesehen. Hier soll es erst einmal um die Abgrenzung gehen. Nicht selten wird Osteoporose-Ernährung gleichgesetzt mit bzw. reduziert auf Kalzium plus Vitamin D – und das vielleicht noch in Form eines Präparates. Mit Ernährung hat das nicht viel zu tun.

Über die Nahrung führen wir dem Körper nur etwa 20% des benötigten Vitamin D zu. Alles andere muss der Körper mithilfe von Sonnenlicht auf der Haut selber bilden, was nicht immer gelingt. Zur Deckung des Bedarfes kann man durchaus an Präparate denken.

Auf der anderen Seite ist Kalzium natürlich sehr wichtig für stabile Knochen, genug Kalzium ist die Basis einer knochengesunden Ernährung. Ob man hier auf Präparate zurückgreifen muss, ist eine ganz andere Frage. In den DVO-Behandlungsleitlinien wird explizit darauf hingewiesen, dass die empfohlenen 1000 mg Kalzium pro Tag im Idealfall mit der Nahrung aufgenommen werden sollten. Nur wenn das nicht möglich ist, sollte man zu Präparaten greifen.

Neben Kalzium sind noch viele weitere Nährstoffe am Knochenstoffwechsel beteiligt, und es gibt einige negative Einflüsse, die es zu vermeiden gilt und die noch besprochen werden sollen.

Vitamin D – ohne geht gar nichts

Dass Vitamin D eigentlich ein Hormon ist, haben Sie schon erfahren. Man spricht aber weiterhin von »Vitamin«, da der Begriff nach wie vor am gebräuchlichsten ist. Vitamin D kann vom Körper selber gebildet werden, während alle anderen Vitamine in benötigter Menge mit der Nahrung aufgenommen werden müssen.

Vitamin D wird im Körper in mehreren Zwischenschritten aus Cholesterin produziert. Durch UV-Strahlung und Wärme des Sonnenlichts wird Cholesterin unter der Haut über eine Vitamin-Vorstufe weiter in die noch inaktive Form Cholecalciferol umgewandelt. Diese chemische Form findet man übrigens in vielen Vitamin-D-Präparaten.

Durch Enzyme in der Leber erfolgt die Umwandlung in Calcidiol. Das ist die chemische Form, die bei den Bluttests gemessen werden kann. Der letzte Aktivierungsschritt findet in der Niere statt, dort entsteht das am Knochen und am Darm wirksame Calcitriol.

Vitamin D im Blut – verschiedene Maßeinheiten!

Bei einem Bluttest kann Calcidiol im Blutserum gemessen werden. Dabei ist zu beachten, dass die Messergebnisse in 2 verschiedenen Einheiten angegeben werden können. In internationalen Studien wird oft die Einheit nmol/l verwendet, die in Deutschland gebräuchlichere Einheit ist jedoch ng/ml. Für die Umrechnung zwischen der einen in die andere Einheit nutzt man den Faktor 2,5. So entsprechen beispielsweise 50 nmol/l 20 ng/ml.

Laut DVO-Leitlinien liegt eine ausreichende Versorgung mit Vitamin D vor, wenn der Serumwert über 20 ng/ml liegt. Niedrigere Werte gehen mit einer verminderten Knochendichte und einem erhöhten Risiko für Knochenbrüche einher.

Insbesondere für ältere Personen mit erhöhtem Sturz- und Knochenbruchrisiko wird ein Serum-D-Spiegel von ≥30 ng/ml empfohlen, z.B. von der ESCEO (European Society for Clinical and Economic Aspects of Osteoporosis and Osteoarthritis). Dadurch können unabhängig vom Risiko für Brüche die positiven Auswirkungen auf die Muskelfunktion und ein vermindertes Sturzrisiko erreicht werden.

Vitamin D und Kalziumresorption

Ist nicht genügend Vitamin D im Blut vorhanden, kann Kalzium gar nicht oder nur schlecht aus der

Normwerte interpretieren

Status	nmol/l	ng/ml
schwerer Mangel	‹30	‹12
Mangel	30–50	12–20
suboptimale Versorgung	50–75	20–30
optimale Versorgung	75–125	30–50
obere Norm	125–175	50–70

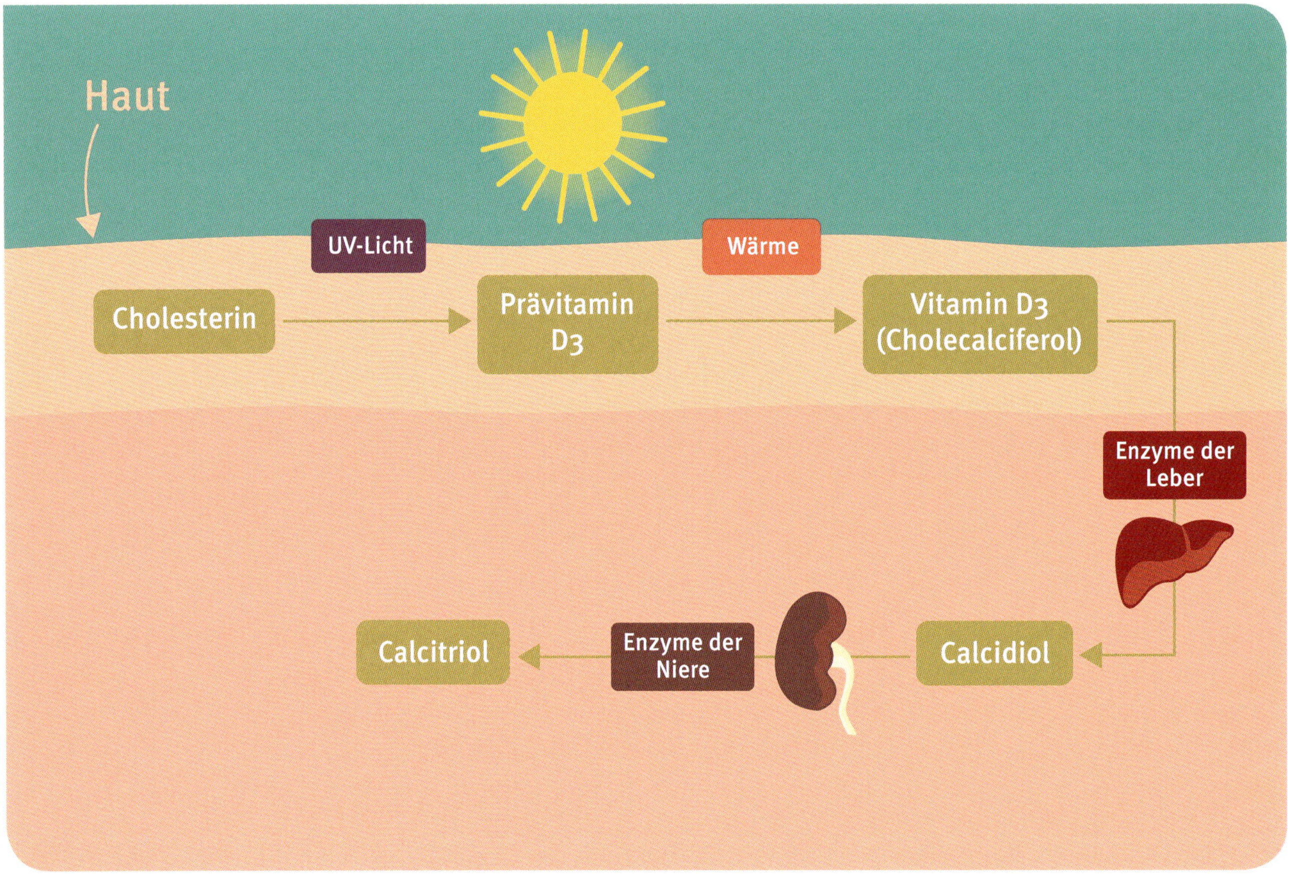

Umwandlung von Cholesterin in Vitamin D mithilfe von Sonnenlicht.

Nahrung vom Darm ins Blut aufgenommen werden. Ein Serum-Wert von mehr als 30 ng/ml kann die Kalziumaufnahme in den Körper deutlich verbessern. Hier ist sogar eine Verdoppelung der Resorptionsrate im Vergleich zu Vitamin-D-Serumwerten unter 20 ng/ml möglich. Warum sich also mit weniger zufriedengeben? Diese höheren Serumwerte liegen übrigens weit unter dem Bereich einer etwaigen »Überdosierung«.

Vitamin-D-Mangel ist weit verbreitet

Vitamin-D-Serumwerte unterhalb der Schwelle von 20 ng/ml sind bei Erwachsenen in Deutschland und Mitteleuropa häufig, insbesondere im Winter und Frühjahr. In einer dreijährigen Erhebung des Robert Koch-Instituts aus dem Jahr 2015 wurden bei 61 % der Teilnehmerinnen und Teilnehmer Serumwerte unter 20 ng/ml gefunden. Bei 30 % der untersuchten Personen lag der Spiegel sogar im Mangelbereich unter 12 ng/ml. Aber warum ist das so?

Mehrere Faktoren schränken die Eigenproduktion von Vitamin D im Körper ein: Wir verbringen weit weniger Zeit im Freien und halten uns dafür länger in geschlossenen Räumen auf als in früheren Jahrhunderten. So lässt eine zu geringe bzw. zu kurze Sonneneinstrahlung auf unsere Haut nicht genug Vitamin D entstehen. Allerdings ist zu berücksichtigen, dass bei längerem Sonnenbaden das Risiko für Sonnenbrand und die Entstehung von Hautkrebs steigt. Deshalb ist davon abzuraten, ohne Lichtschutzfaktor lange Zeit in der Sonne zu »brutzeln«, insbesondere wenn die Haut sich im Frühjahr noch nicht daran gewöhnen konnte. Sonnenschutzprodukte können hier gute Dienste leisten.

Der Nachteil ist, dass die Produktion von Vitamin D_3 bereits ab einem Lichtschutzfaktor von 8 auf unter 5 % gedrosselt wird. Hier muss abgewogen werden und übermäßige Furcht vor Sonne ist sicher nicht gerechtfertigt. Bei kurzen Aufenthalten in der Sonne muss man nicht sofort mit 50er-Lichtschutzfaktor blocken.

In den Wintermonaten (Oktober bis März) können wir in Mitteleuropa kein Vitamin D herstellen, selbst bei langer Sonneneinstrahlung. Dieses Phänomen hat mit dem Sonnenstand bzw. Sonnenwinkel zu tun: Je flacher der Winkel wird, desto mehr der für die Vitamin-D-Produktion verantwortlichen UV-B-Strahlung wird durch die Ozonschicht herausgefiltert. Die Produktion ist deshalb auch im Sommer in den Morgen- und Abendstunden geringer als mittags. Mittags ist allerdings das Risiko für einen Sonnenbrand und für Kreislaufbeschwerden durch Überhitzung größer.

Zudem nimmt die Fähigkeit der Haut zur Vitamin-D-Herstellung mit zunehmendem Lebensalter ab. 70-Jährige produzieren im Vergleich zu 20-Jährigen unter gleichen Bedingungen nur 25 bis 50 % Vitamin D. Deshalb sind Menschen in der zweiten Lebenshälfte noch häufiger von Vitamin-D-Mangel betroffen. Doch wer in jungen Jahren lieber viel Zeit vor Computer und Fernseher auf der Couch verbringt anstatt mit Bewegung im Freien, ist genauso durch einen Vitamin-D-Mangel gefährdet.

Vitamin D-Präparate – einfach mal einnehmen?

In den Osteoporose-Leitlinien wird bei nicht ausreichendem Aufenthalt in der Sonne die Einnahme von 800 bis 1000 I. E. Vitamin D täglich empfohlen. Wichtig ist: Diese Dosierung kann einen Vitamin-D-Serumwert im Normalbereich aufrechterhalten. Wurde bei einem Bluttest bereits eine Unterversorgung oder gar ein schwerer Mangel festgestellt, sind weit höhere Dosierungen nötig, um den Serumwert überhaupt in den Normbereich anzuheben. Hier sind auch 3000 oder 5000 I. E. pro Tag nicht selten – zumindest für begrenzte Zeit. Ziel ist das Erreichen und Halten einer Serumkonzentration von über 30 ng/ml. Besprechen Sie hier mit Ihrer Ärztin oder Ihrem Arzt, der Apothekerin oder dem Apotheker, welche Dosierung für Sie die richtige ist!

Früherkennung von Osteoporose

Leider wird eine Osteoporose häufig erst entdeckt, wenn schon der erste Knochenbruch geschehen ist. Doch Sie sollten schon vorher tätig werden: Sind Sie eine Frau, über 50 und haben die Wechseljahre schon hinter sich? Haben Sie weitere Risikofaktoren (Seite 16) erkannt, die auf Sie zutreffen? Dann sprechen Sie doch mit Ihrer Ärztin oder Ihrem Arzt darüber, ob eine vorsorgliche Knochendichtemessung durchgeführt werden sollte. Auch wenn Sie die Kosten dafür selber tragen müssten: Eine frühe Entdeckung der Krankheit und der Start der Therapie schon vor dem ersten Bruch kann Ihnen vielleicht einiges an Leid ersparen.

Spezifische Medikamente

Medikamente bilden im Modell des »Hauses der Knochengesundheit (Seite 22)« das Dach. Sie sind ein wesentlicher Teil der Therapie bei bestehender Osteoporose. Glücklicherweise steht heute eine ganze Reihe von verschiedenen Wirkstoffen zur Behandlung einer Osteoporose zur Verfügung.

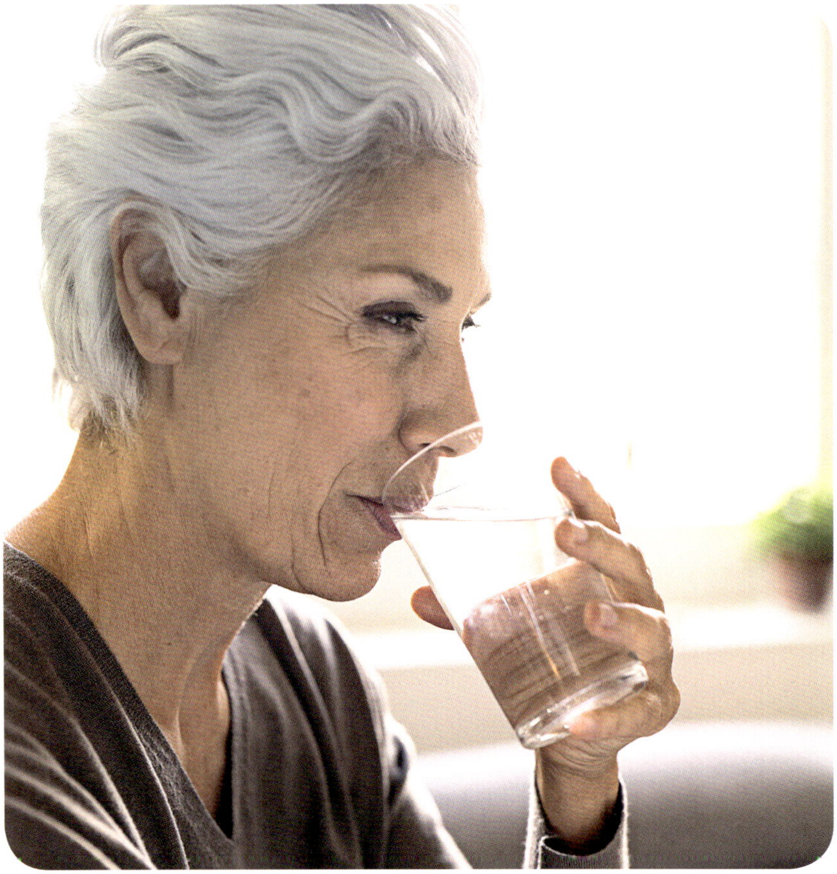

Im Kapitel »Wie Osteoprose entsteht« (Seite 12) haben Sie erfahren, dass sich beim Thema Osteoporose (fast) alles um die Vermeidung von Knochenbrüchen dreht. Medikamente müssen also im Rahmen des Zulassungsverfahrens beweisen, dass sie das Risiko für Knochenbrüche reduzieren können. Die meisten verfügbaren Medikamente haben das Ziel, den Abbau der Knochendichte und Knochenmasse aufzuhalten bzw. zu verlangsamen. Durch verminderte Aktivität der Osteoklasten, der knochenabbauenden Zellen, kann sich die Knochendichte erholen und im Idealfall sogar leicht ansteigen. Aber auch ein Erhalt der Knochenstabilität ohne weitere Verschlechterung der Knochendichte wäre bereits ein Behandlungserfolg.

Der Knochen ist ein langsames System. Wie schon erwähnt, dauert es 7 bis 10 Jahre, bis die gesamte Knochensubstanz im Körper einmal erneuert ist. Somit ist es sehr wichtig, die verordneten Medikamente konsequent und regelmäßig einzunehmen. Das ist eine große Herausforderung, denn oft kann man erst nach 2 Jahren eine weitere Knochendichtemessung machen, um den Erfolg der Therapie (medikamentöse Therapie und Basistherapie) zu überprüfen. Also: Bleiben Sie dran, auch wenn Sie die Wirkung nicht spüren können, sie ist da!

Bisphosphonate

Diese große Wirkstoffgruppe wird am längsten gegen Osteoporose eingesetzt. Das heißt, Mediziner wissen recht genau, wie diese Medikamentengruppe funktioniert. Bisphosphonate gibt es in vielen verschiedenen Darreichungsformen. Häufig werden Tabletten eingesetzt, die einmal wöchentlich genommen werden. Zusätzlich gibt es Monats-Tabletten, vierteljährlich verabreichte Spritzen und eine »Jahresinfusion«, die tatsächlich nur einmal im Jahr verabreicht wird. Bisphosphonate lagern sich im Knochen ein – so ähnlich wie Mineralien – und machen so den Knochen stabiler und weniger anfällig für Brüche. Die Aktivität der Osteoklasten wird gehemmt und dadurch der Abbau von Knochensubstanz vermindert.

Raloxifen und Östrogene

Raloxifen gehört zur Gruppe der sog. SERM (selektive Östrogenrezeptor-Modulatoren) und wirkt am Knochen ähnlich wie das schützende Hormon Östrogen. Es wird ausschließlich zur Behandlung postmenopausaler Frauen eingesetzt. Der Vorteil gegenüber einer direkten Verabreichung von Östrogenen kann sein, dass Raloxifen das Brustkrebsrisiko nicht erhöht. Aber auch Östrogenpräparate selbst können in manchen Fällen für die Behandlung einer Osteoporose eingesetzt werden.

Denosumab

Dieser Wirkstoff wird halbjährlich als Injektion verabreicht und hat als humaner monoklonaler Antikörper einen komplett anderen Wirkmechanismus als die Bisphosphonate. Denosumab hemmt Bildung und Funktion der Osteoklasten und verkürzt deren Überlebenszeit. Dadurch kann der Knochenabbau reduziert und die Masse und Stärke der Knochen erhöht werden.

Romosozumab

Das jüngste Medikament im Portfolio der Osteoporose-Behandlung ist ein humanisierter monoklonaler IgG_2-Antikörper, der gegen das Protein Sklerostin gerichtet ist. Das Medikament hemmt den Knochenabbau und fördert so die Stabilisierung der Knochendichte. Dieser Wirkstoff wird insbesondere bei Osteoporose mit erhöhtem Knochenbruchrisiko eingesetzt. Die Verabreichung erfolgt einmal monatlich als Injektion über den Zeitraum von 12 Monaten.

Parathormon-Injektionen

Dieses Medikament spritzen sich die Patientinnen einmal täglich selbst unter die Haut. Parathormonspritzen stimulieren die Osteoblasten (knochenaufbauende Zellen) und können so zu einer Erhöhung der Knochendichte führen. Sie können verordnet werden, wenn eine schwere Osteoporose mit Wirbelkörperbrüchen vorliegt und andere Medikamente nicht die gewünschte Wirkung erzielen konnten.

Nebenwirkungen

Medikamente gegen Osteoporose können (müssen aber nicht) Nebenwirkungen oder Wechselwirkungen haben – wie alle anderen Medikamente auch. Glücklicherweise sind schwere Nebenwirkungen, wie z. B. die berüchtigten Kiefernekrosen, wirklich sehr selten. Häufiger sind vielleicht Magenprobleme bei der Einnahme von Bisphosphonaten.

Was also tun? Zuerst sollten Sie Vertrauen in Ihre behandelnde Ärztin oder Ihren Arzt haben. Osteoporose-Fachärztinnen und -ärzte haben viel Erfahrung mit der Auswahl des richtigen Medikaments unter der Berücksichtigung von Kontraindikationen und der Abschätzung möglicher Risiken. Sollten Sie ein verordnetes Medikament tatsächlich nicht vertragen, lassen Sie es nicht einfach weg! Gehen Sie zu Ihrer Ärztin oder Ihrem Arzt, schildern Sie Ihre Beschwerden und lassen Sie sich ein anderes Präparat verordnen. Dafür gibt es verschiedene Wirkstoffe und verschiedene Formen als Tablette, Spritze etc.

Und bedenken Sie: Wenn Sie sich entscheiden, die verordneten Osteoporosemedikamente nicht einzunehmen, erhöht sich als »Nebenwirkung« dieser Entscheidung das Risiko für (weitere) Knochenbrüche.

Schmerzmedikamente und Schmerztherapie

Als Folge von Brüchen, insbesondere von Wirbelbrüchen, kann es nicht selten mittel- und längerfristig einen Bedarf nach der Einnahme von Schmerzmedikamenten geben. Schmerzen »aushalten« muss heute niemand mehr, denn das ist nicht nur belastend, sondern langfristig wenig sinnvoll. Durch das sogenannte »Schmerzgedächtnis« kann der Körper seine Empfindlichkeit für Schmerzen steigern, der Leidensdruck wird immer größer, die Therapie schwieriger.

Schmerzmittel sind somit nötig und hilfreich, bekämpfen aber nur das Symptom Schmerz und wirken nicht gegen die Osteoporose an sich.

Bei chronischen Schmerzen gibt es auch viele andere Möglichkeiten der Schmerztherapie, z. B. Physiotherapie, Bewegungsübungen, Wärme- oder Kälteanwendungen, Elektrotherapie, Akupunktur und vieles mehr. Eine psychologische Betreuung (Stichwort Schmerzbewältigung) sollte auch unbedingt dabei sein. Nutzen Sie diese verschiedenen Möglichkeiten in einer interdisziplinären und multimodalen Schmerztherapie!

Sturzvorbeugung und Sturzvermeidung

Stürze sind ein zentrales Risiko für Menschen mit Osteoporose. Durch die Instabilität des Skeletts führen Stürze viel schneller und leichter zu Knochenbrüchen als bei Gesunden. Das Training spezifischer körperlicher Fähigkeiten (Muskelkraft, Gleichgewicht, Koordination und vieles mehr) ist ein wichtiger Teil der Sturzprävention. Dazu mehr und viele hilfreiche Übungen im Bewegungsteil des Buches (Seite 61). Aber Sturzvermeidung beinhaltet noch mehr.

Sturzursachen

Ein Sturz ist kein normales Geschehen oder Ereignis. Jeder Sturz hat eine Ursache, und diese kann manchmal recht banal sein: die hochstehende Ecke eines Teppichs, ein Staubsaugerkabel quer über dem Boden, ein leerer Karton von einer Paketlieferung im Flur, den man eigentlich schon längst wegräumen wollte … und so weiter. Schaut man in die Statistik für sturzbedingte osteoporotische Brüche, stehen solche Stolperfallen als Ursachen ganz weit oben. Ziemlich ärgerlich, wenn man wegen solcher Kleinigkeiten stürzt und ein Bruch für viele Wochen oder sogar dauerhaft das Leben beeinträchtigt. Mögliche Sturzursachen befinden sich überall, zum Beispiel im Badezimmer (glatte Fliesen, Badteppiche ohne rutschfeste Unterseite, fehlende Haltegriffe), aber auch auf der Straße (nasse Blätter, schlecht sichtbare Bordsteinkanten, Eisglätte im Winter). Manchmal liegt es an uns selbst (schlechtes Sehvermögen mit veralteter Brille, schlechtes Hören ohne Hörgerät, hektische Handlungen (»Ich wollte ja nur schnell …«). So weit nur ein paar Beispiele.

Stürze vermeiden

Die beispielhaft genannten Sturzursachen sind im Nachhinein meist offensichtlich. Es geht darum, mögliche Sturzursachen zu erkennen und zu beseitigen – und so den Sturz zu vermeiden. Zugegeben, das ist nicht immer einfach, denn auch ein Möbelstück oder Teppich, das bzw. der schon seit Jahrzehnten auf seinem Platz steht bzw. liegt, kann irgendwann zur Stolperfalle werden. Also, halten Sie die Augen offen und inspizieren Sie die eigene Wohnung aus Sicht eines »Sturzursachen-Finders«!

Wenn Sie öfter mal stürzen, ohne dass es eine offensichtliche Ursache gibt, sollten Sie tatsächlich eine Ärztin oder einen Arzt aufsuchen. Da jeder Sturz eine Ursache hat, sollten hier auch medizinische Ursachen in Betracht gezogen, identifiziert und wenn möglich behoben werden.

Da man Stürze nie ganz ausschließen kann, kommt wieder die Bedeutung des regelmäßigen Bewegungstrainings ins Spiel. Nutzen Sie die Übungen (Seite 66) als Teil Ihrer ganz persönlichen Sturzprophylaxe. Durch körperliche Fitness wird eine Stolperfalle seltener zur Sturzursache.

Hilfsmittel zur Sturzvermeidung

Eine große Anzahl von Hilfsmitteln kann helfen, das Sturzrisiko zu vermindern. Haltegriffe im Bad, rutschfeste Matten für die Duschwanne, auch flache Schuhe und alle Schuhe (auch Hausschuhe) mit rutschfester Sohle sind hilfreich. Wer schon eher »schlecht zu Fuß« ist, sollte sich auch vor dem Einsatz eines Rollators oder der Verwendung von Hüftprotektoren nicht scheuen. Rollatoren sind nicht etwa etwas für alte Leute, sondern für schlaue Leute mit erhöhtem Sturzrisiko.

Selbsthilfegruppen

Auch das können Sie tun: Sie können sich einer Selbsthilfegruppe anschließen oder selbst eine Gruppe gründen, falls es in Ihrer Nähe noch keine gibt. Selbsthilfegruppen können für Osteoporose-Betroffene viele Vorteile bringen. Manchmal fällt es unter Gleichgesinnten bzw. -betroffenen leichter, sich auszutauschen. So können Sie von den Erfahrungen der anderen profitieren. Selbsthilfegruppen bieten oft auch gemeinsame Aktivitäten an, Ausflüge, Vorträge und Ähnliches. Viele Gruppen organisieren auch Osteoporose-Funktionstraining. Dies ist eine spezielle Gruppengymnastik für Osteoporose-Betroffene. Mit ärztlicher Verordnung kann man hier gleich für ein oder zwei Jahre eine Kostenübernahme durch die Krankenkasse bekommen.

> **Infomaterial**
>
> Selbsthilfeverbände (z. B. das Netzwerk Osteoporose) stellen Broschüren zum Thema Sturzvermeidung zur Verfügung.

Durch die Mitgliedschaft in einer Selbsthilfegruppe fällt es leichter, sich immer wieder damit zu beschäftigen, wie man mit der Osteoporose noch ein Stückchen besser zurechtkommen kann.

Im Serviceteil (Seite 145) sehen Sie Kontaktdaten einiger großer Selbsthilfeverbände.

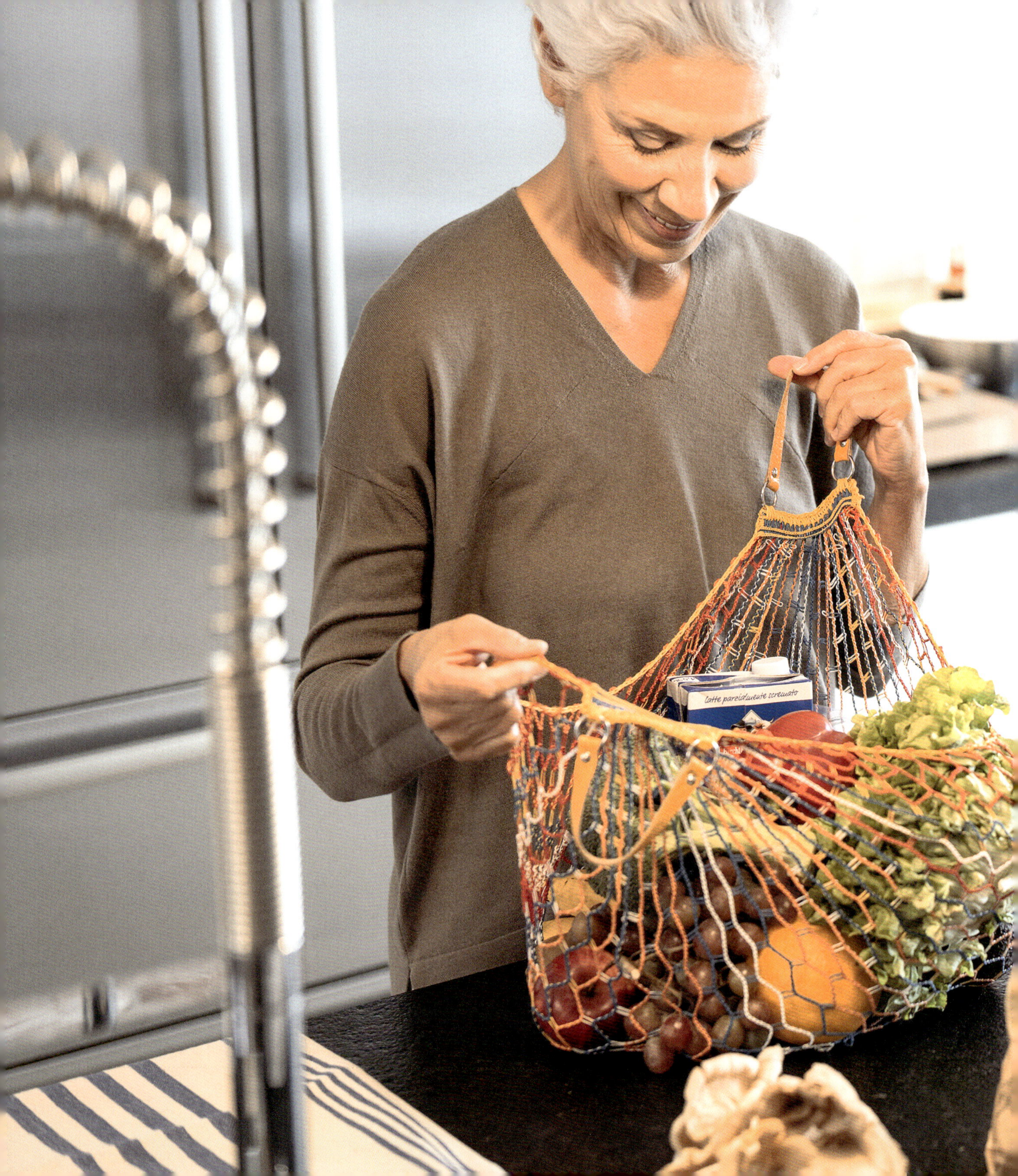

Wie Ernährung hilft

»Man ist, was man isst«, lautet ein Sprichwort. Nur, wenn Sie genug Baumaterial für Ihre Knochen zu sich nehmen, können diese kräftig werden und gesund bleiben. Knochengesund essen hält außerdem Ihren ganzen Körper fit!

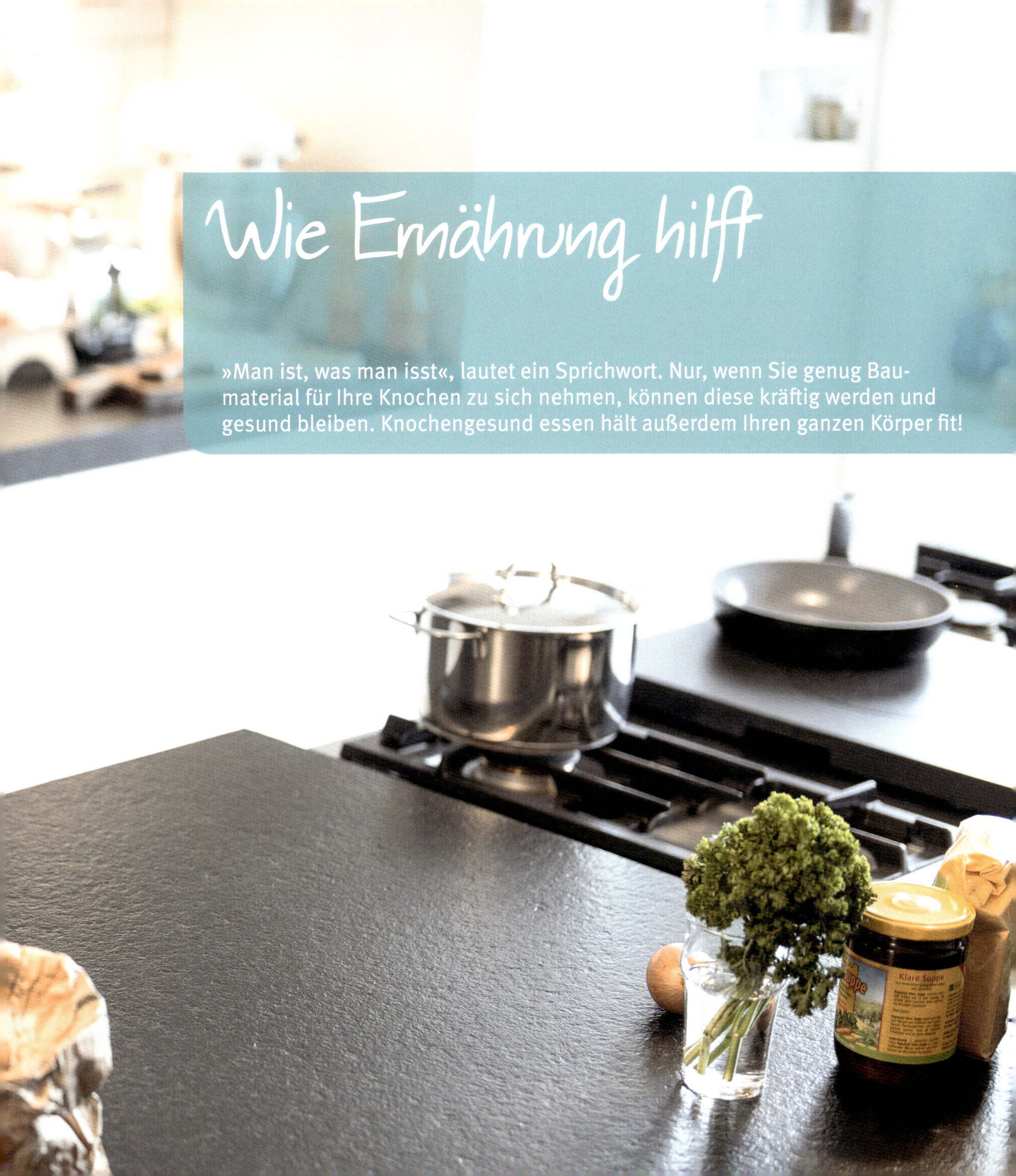

Knochengesunde Ernährung

Knochengesunde Speisen und Getränke sind vielseitig, abwechslungsreich und schmecken gut. Doch welche Nährstoffe brauchen die Knochen außer Kalzium? Und geht das auch ganz ohne Milchprodukte und ohne Fleisch?

Die wichtigsten Forderungen für eine knochenfreundliche Ernährung sind in den medizinischen Leitlinien zur Prophylaxe und Behandlung einer Osteoporose zusammengefasst. Diese Empfehlungen basieren auf aussagekräftigen Studien. Doch nicht für jeden für die Knochengesundheit wichtigen Nährstoff konnte eine eigene Studie gemacht werden. Daher werden hier auch die allgemeinen Empfehlungen für eine gesunde, vollwertige Ernährung berücksichtigt, wie sie z. B. von der Deutschen Gesellschaft für Ernährung veröffentlicht werden. Es gibt weder eine »Osteoporose-Diät« noch müssen von einzelnen Nährstoffen übermäßig große Mengen aufgenommen werden. Auch für die knochengesunde Ernährung gelten die D-A-CH-Referenzwerte für die Nährstoffzufuhr.

D-A-CH-Referenzwerte für die Nährstoffzufuhr

Diese Referenzwerte geben Mengen für die tägliche Zufuhr von Energie und den verschiedenen Nährstoffen (Eiweiß, Fett, Kohlenhydrate, Vitamine, Mineralstoffe, Spurenelemente, Ballaststoffe, Wasser) an, die für die Erhaltung der Körperfunktionen benötigt werden. Damit sollen Mangelerscheinungen verhindert und der Entstehung von ernährungsbedingten Erkrankungen entgegengewirkt werden. Die Referenzwerte werden von den Fachgesellschaften Deutschlands, Österreichs und der Schweiz gemeinsam für den deutschsprachigen Raum Europas herausgegeben. Die Abkürzung D-A-CH steht für diese 3 Staaten.

In diesem Kapitel werden schwerpunktmäßig die Stoffe in der Nahrung genauer betrachtet, die für den Knochenstoffwechsel besonders wichtig sind. Und Sie erfahren, in Form welcher Lebensmittel, Speisen und Getränke diese bei Ihnen auf den Tisch kommen können.

Ist (knochen-)gesund essen ganz einfach?

Es mag ganz einfach klingen, wenn knochengesund essen im Grunde »nur« gesund essen bedeutet. Die Herausforderung liegt hier ohne Zweifel im Detail und in der praktischen Umsetzung. Jeder hat ja eine gewisse Vorstellung von gesunder Ernährung. Aber setzen Sie das immer in die Praxis um? Jeden Tag?

Große Ernährungserhebungen wie die nationale Verzehrsstudie in Deutschland oder die Ernährungsberichte aus Deutschland, Österreich und der Schweiz belegen regelmäßig, dass es doch ein großer Teil der Bevölkerung nicht schafft, die benötigten Mengen aller wichtigen Nährstoffe über die Nahrung aufzunehmen. Leider stehen in dieser Liste der Defizite knochengesunde Stoffe wie Kalzium oder Folsäure ganz oben. Im Einzelfall gibt es noch viel Potenzial, das auch Sie für sich und Ihre Familie zu Gunsten von mehr (Knochen-)Gesundheit nutzen können!

Genau so sollten Sie es sehen: als Chance, mit jeder Mahlzeit den Knochen und dem Körper etwas Gutes zu tun, so »ganz nebenbei«.

Knochen stärken durch Essen und Getränke

Einige Risikofaktoren für die Entstehung einer Osteoporose (Seite 16) lassen sich durch eine knochengesunde Ernährung beseitigen. Zusätzlich braucht der Knochen – genauso wie der Rest des Körpers – eine Vielfalt von Stoffen, um gesund und stabil zu werden und zu bleiben. Hier finden Sie alle Details und Zusammenhänge.

Risikofaktor Untergewicht

Schlank ist schön und trendy. Übergewicht bringt viele Risiken mit und kann Erkrankungen wie Diabetes oder Bluthochdruck begünstigen. Aber zu schlank ist auch nicht gesund. Untergewicht erhöht das Risiko, an einer Osteoporose zu erkranken, und zusätzlich das Risiko für Stürze.

Ein sehr niedriges Gewicht geht nicht nur mit einer geringen Muskelmasse einher, sondern meist auch mit kleinen Essensportionen. Das kann wiederum weniger Kalorien bedeuten, aber auch weniger Eiweiß, weniger Mineralien, weniger Vitamine. All dies ist schlecht für die Knochengesundheit. Daher ist ein BMI (Body-Mass-Index) über 20 anzustreben, denn ein normales Gewicht senkt das Risiko für Osteoporose und Knochenbrüche. Genügend Kalorien und Eiweiß fördern die Gewichtszunahme und den Gewichtserhalt. Untergewicht sollte also erkannt und behandelt werden.

Ein zu niedriges Gewicht kann viele Ursachen haben. Sicher spielt die Erbanlage eine Rolle, manche Menschen sind einfach zierlich gebaut. Andere achten besonders auf ihre Figur und haben sich angewöhnt, nur kleine Mengen zu essen, um schlank zu bleiben. Veränderte Lebensumstände können sich ebenfalls auf die Essgewohnheiten auswirken.

Zunehmen leicht(er) gemacht

Wenn Untergewicht ein Thema für Sie ist, sollten Sie ganz besonders auf sich und Ihre Ernährung achten. Um zuzunehmen brauchen Sie mehr Kalorien, und die bekommen Sie über gesunde Fette und genügend Eiweiß. Leichter gesagt als getan.

Hier ein paar Vorschläge, die Sie ausprobieren könnten:

- Achten Sie auf regelmäßige Mahlzeiten und lassen Sie keine ausfallen.
- Verwenden Sie Milchprodukte und Käse mit höherem Fettanteil.
- Bei der Zubereitung von Speisen könnten Sie gute Öle einsetzen und müssen hier nicht sparsam sein.
- Sie dürfen zwischendrin mal was Gesundes naschen, zum Beispiel eine Handvoll Nüsse, Studentenfutter oder Trockenobst, ein Glas Milch oder Buttermilch, es kann aber auch mal ein Sahnejoghurt oder ein Pudding sein.
- Regelmäßig zweimal pro Woche fetter Fisch und Lebensmittel mit gesunden Fetten (z. B. Oliven oder Avocado) liefern wertvolle Kalorien.
- Achten Sie auf ausreichend Eiweiß. Neben Milchprodukten und Fisch kommen hier auch Hülsenfrüchte, Sojaprodukte oder immer mal wieder eine Portion Fleisch in Frage.

Bewegung, frische Luft und die Gesellschaft von netten Menschen können appetitanregend wirken. Da Zunehmen – so wie für andere Menschen das Abnehmen – nie so richtig leicht ist, wäre gerade hier eine Ernährungsberatung (Seite 58) eine gute Möglichkeit und Hilfestellung.

Risikofaktor Kalziummangel

Kalzium ist das bedeutendste Mineral im Körper. Eine Menge von etwa 1 kg Kalzium befindet sich im Körper von Erwachsenen, 99 % davon sind in den Knochen gespeichert. Kalzium ist in jeder Körperzelle enthalten. Neben der Knochenmineralisierung wird es für Muskelkontraktion, Hormonbildung und Nervenreizleitung benötigt.

Mindestens 1000 mg Kalzium sollten Erwachsene pro Tag aufnehmen, nach Möglichkeit über Nahrungsmittel und Getränke wie Milchprodukte, Gemüse und kalziumreiche Mineralwässer. Kalziumpräparate wie z. B. Brausetabletten, Kautabletten, Kapseln oder Ähnliches sollten nur bei mangelnder Zufuhr mit der Nahrung eingenommen werden. Wer also über die Nahrung gut mit Kalzium versorgt ist, braucht keine Kalziumpräparate (mehr dazu im Kapitel »Nahrungsergänzung – was ist sinnvoll?«, Seite 47).

Studien zeigen, dass eine Kalziumzufuhr unter 500 mg pro Tag ein eigenständiger Osteoporose-Risikofaktor ist. Das Risiko besteht für Mischköstler, Vegetarier und Veganer gleichermaßen. Unterhalb dieses Schwellenwerts ist das Knochenbruchrisiko signifikant erhöht. Dieser Risikofaktor sollte also unbedingt beseitigt werden. Mehr als 2000 mg Kalzium täglich (aus der Nahrung plus ggf. Präparaten) bringen keinen Zusatznutzen und werden daher nicht empfohlen.

Zu beachten: Eine gute Kalziumzufuhr allein scheint noch nicht auszureichen für Aufbau und Erhalt der Knochendichte. Nur in Kombination mit Vitamin D ist Kalzium hilfreich. Umgekehrt wird auch eine isolierte Vitamin-D-Supplementation in den Leitlinien nicht empfohlen und wäre ohne genügend Kalzium kaum wirksam. Dies nur als kleines Beispiel für das Zusammenwirken verschiedener Nährstoffe.

Täglich 1000 mg Kalzium sind machbar! Damit es Ihnen leichter fällt, genügend Kalzium aufzunehmen, und Sie auch die Menge gut abschätzen können, können Sie den Kalziumgehalt verschiedener Lebensmittel nachschlagen. Zusätzlich ist auch bei allen Rezepten der ungefähre Kalziumgehalt (Ca) pro Portion mit angegeben.

Risikofaktor Homozystein

Homozystein ist ein Zwischenprodukt des Eiweißstoffwechsels, das beim Abbau der Aminosäure (Eiweißbaustein) Methionin zu Cystein entsteht. Ein erhöhter Homozysteinspiegel im Blut erhöht das Risiko für Arterienverkalkung, Herzinfarkt und Schlaganfälle. Was weniger bekannt ist: Ein hoher Homozysteinspiegel geht nicht selten mit einer niedrigeren Knochendichte einher.

Ein erhöhter Blutspiegel von Homozystein kann durch einen Mangel an Folsäure und Vitamin B_{12} entstehen. Manche Medikamente (Gegenspieler der Folsäure wie Methotrexat, Trimethoprim und Antiepileptika bzw. Fibrate oder Nikotinsäure), können einen hohen Homozysteinspiegel begünstigen. Raucher und Frauen in höherem Lebensalter sind häufiger betroffen.

Vitamin B_{12} und Folsäure durch die Nahrung
Eine gute Versorgung mit Vitamin B_{12} und Folsäure kann mithelfen, den Homozysteinspiegel im Normalbereich zu halten. Vitamin B_{12} findet man in allen tierischen Lebensmitteln wie Milch, Käse, Fleisch, Fisch und Eiern. Bei Veganern, die ausschließlich pflanzliche Nahrungsmittel zu sich nehmen, kann es schnell zu einem Vitamin-B_{12}-Mangel kommen. Auch Magen-Darm-Erkrankungen oder die langfristige Einnahme von Magensäureblockern können eine Unterversorgung begünstigen. Nach einer Magenoperation muss mitunter regelmäßig Vitamin B_{12} vom Arzt gespritzt werden.
Folsäure kommt in grünem Gemüse und »grünen Blättern« vor. Zusätzlich enthalten Leber, Eigelb, Hülsenfrüchte, Hefe und Vollkornprodukte Folsäure (Seite 49).

Ein paar Rechenbeispiele

Mit diesen Lebensmitteln können Sie die empfohlenen 1000 mg Kalzium pro Tag aufnehmen. Dabei ist sehr gut zu sehen, dass das mit Milchprodukten und Käse ganz gut funktioniert. Mit rein pflanzlichen Lebensmitteln ist es rechnerisch zwar möglich, im Alltag allerdings recht schwierig. Hier können kalziumreiches Mineralwasser und mit Kalzium angereicherte Lebensmittel helfen.

Beispiel 1

150 ml Trinkmilch, Buttermilch oder Kefir	180 mg
150 g Joghurt oder Dickmilch	180 mg
50 g Emmentaler	690 mg
Kalzium gesamt	**1050 mg**

Beispiel 2

150 g Joghurt	180 mg
30 g Edamer	240 mg
2 EL Parmesan (20 g)	235 mg
60 g Camembert	360 mg
Kalzium gesamt	**1015 mg**

Beispiel 3 (pflanzlich, ohne angereicherte Produkte)

100 g Tofu	90 mg
2 EL Sesam (30 g)	235 mg
100 g Sojabohnen (ungekocht)	200 mg
50 g Rucola	80 mg
200 g Brokkoli	170 mg
50 g Haselnüsse/Mandeln	120 mg
50 g getrocknete Feigen	95 mg
Kalzium gesamt	**990 mg**

Eiweiß: zwischen Mangel und Überschuss

Die Eiweißstrukturen des Knochens (Kollagenfasern der Knochenmatrix) werden durch eine gute Eiweißversorgung aufgebaut und erhalten. Eiweiß wird zusätzlich benötigt für die Produktion von Wachstumshormonen, für den Aufbau und Erhalt der Muskeln. Starke Muskeln wiederum senken das Sturzrisiko. Eiweißmangel schadet den Knochen und ist in jedem Fall zu vermeiden!

Milch, Milchprodukte und Käse sind nicht nur gute Kalzium-, sondern auch Eiweißquellen. Das gilt nicht nur für Kuhmilch, sondern auch für Ziegen- und Schafsmilch und alles, was daraus hergestellt wird. Das in allen Milchsorten enthaltene Kasein (Milcheiweiß) kann die Aufnahme von Kalzium aus dem Darm ins Blut fördern, ebenso der Milchzucker in den flüssigen Varianten.

Fleisch, Fisch, Wurstwaren und Eier enthalten reichlich Eiweiß. Zu viel Eiweiß, insbesondere tierischer Herkunft, kann die Kalziumausscheidung über die Niere erhöhen, vor allem wenn die Säure-Basen-Balance nicht gewährleistet ist (mehr dazu im Kapitel »Säure-Basen-Haushalt und Knochengesundheit«, Seite 50). Fleisch und Wurst sind kalziumarm und phosphatreich und sollten nicht jeden Tag verzehrt werden. Zwei bis drei Portionen pro Woche werden empfohlen, Fisch kann zweimal pro Woche auf den Teller.

Eiweißreich und pflanzlich sind Hülsenfrüchte wie Linsen, Erbsen und Bohnen sowie Sojabohnen, Süßlupinen und daraus hergestellte Produkte. Im veganen Lebensmittelsegment gibt es auch eiweißreiche Produkte aus Getreide, z. B. Seitan aus Weizen. Nüsse und Samen können ebenfalls als Eiweißlieferanten genutzt werden. Alle pflanzlichen Eiweißquellen können nicht nur bei Vegetariern und Veganern die Auswahl und Vielfalt ergänzen.

Phosphat

Phosphor ist ein wichtiger Mineralstoff für stabile Knochen und kommt dort als Phosphat vor. Etwa 500 bis 700 g Phosphor sind im menschlichen Skelett eingebaut. Für die Aufnahme von Phosphor aus dem Darm ins Blut wird – ähnlich wie beim Kalzium – Vitamin D benötigt. Andererseits beeinflusst Phosphat auch die Produktion von Calcitriol, dem aktiven Vitamin D.

Ein Phosphatmangel begünstigt die Entstehung von Osteomalazie und Rachitis. Eine unzureichende Phosphatversorgung kann mit einer geringen Eiweißzufuhr einhergehen, z. B. bei veganer Ernährung oder bei älteren Menschen durch einseitige Lebensmittelauswahl oder kleine Nahrungsmengen. Eine hohe Phosphataufnahme kann hingegen die Kalziumresorption beeinträchtigen und so eine Osteoporose begünstigen. Der Phosphorüberschuss ist bei der typischen mitteleuropäischen Ernährungsweise häufiger als ein Mangel.

Fast alle Lebensmittel enthalten Phosphor, nur wenige gleichzeitig Kalzium. Ein gutes Kalzium-Phosphor-Verhältnis besitzen Milchprodukte und Käse. Reich an Phosphor und gleichzeitig arm an Kalzium sind Fisch und Fleisch. Bei Wurstwaren, Schmelzkäse, Cola-Getränken oder Fertigprodukten mit Phosphaten als Konservierungsmittel ist der Phosphoranteil durch Zusätze besonders hoch. Die empfohlene Phosphormenge liegt für Erwachsene bei 700 mg am Tag. Diese Menge ist zum Beispiel schon in 80 g Schmelzkäse enthalten. Darum sollten phosphorreiche Lebensmittel selten und keinesfalls täglich verzehrt werden.

Vitamin K

Dieses fettlösliche Vitamin ist wesentlich an einem intakten Knochenstoffwechsel beteiligt. Es fördert die Bildung der weichen Knochensubstanz (Matrixproteine, z. B. Osteocalcin). Zusätzlich reguliert Vitamin K Mineralisierungsprozesse und fördert so den Kalziumeinbau in die Knochen. Eine gute Versorgung mit Vitamin K reduziert die Kalziumausscheidung über die Niere und kann das Knochenbruchrisiko vermindern.

Vitamin K ist in fast allen Gemüsesorten reichlich enthalten, besonders in grünem Gemüse (wie z. B. Spinat oder Feldsalat) und in Kohl (Sauerkraut, Blumenkohl, Brokkoli, Rot- und Weißkohl). Zusätzlich können manche unserer Darmbakterien Vitamin K herstellen und so zur Versorgung des Körpers beitragen.

Magnesium

Etwa zwei Drittel des Magnesiums im Körper sind in den Knochen gespeichert. Die gesamte Magnesiummenge ist aber mit insgesamt 25 g wesentlich geringer als die von Kalzium. Magnesium wird an verschiedenen Stellen zur Umwandlung und Aktivierung von Vitamin D im Körper benötigt. Die Resorption ist jedoch im Gegensatz zu Kalzium und Phosphor Vitamin-D-unabhängig. Magnesium spielt eine Rolle bei der Regulation des Parathormons und aktiviert bzw. reguliert verschiedene Enzyme, wie z. B. die alkalische Phosphatase des Knochens.

Für Männer über 25 Jahre werden 350 mg, für Frauen 300 mg Magnesium pro Tag empfohlen. Gerade bei älteren Menschen kann eine gute Magnesiumzufuhr die Knochendichte erhöhen. Reich an Magnesium sind beispielsweise Vollkornbrot, Sonnenblumen- und Kürbiskerne, Hasel- und andere Nüsse, Soja, Quinoa, Amaranth, Vollkorngetreide und Haferflocken.

Kalium

Aktuelle Studien zeigen, dass eine hohe Kaliumzufuhr die Kalziumausscheidung über die Niere vermindert. Daraus kann ein positiver Effekt auf die Knochenstabilität abgeleitet werden. Eine hohe Zufuhr von Kalium in Form von 5 Portionen Gemüse und Obst am Tag kann die Knochenumbaurate positiv beeinflussen. Kalium aus Lebensmitteln kann zusätzlich den Säure-Basen-Ausgleich im Körper unterstützen.

Die für Erwachsene empfohlenen 4000 mg Kalium pro Tag können über Obst (z. B. Bananen, Trockenfrüchte), Fruchtsäfte, Nüsse, Gemüse (besonders alle Kohlsorten, Sauerkraut, Tomaten), Kartoffeln, Hülsenfrüchte und Vollkorngetreide aufgenommen werden.

Vitamin C

An dieses Vitamin denkt man wohl selten, wenn es um die Knochen geht. Dabei ist Vitamin C wichtig für den Aufbau von Kollagen für die Knochenmatrix und es stimuliert die Osteoblasten (knochenaufbauende Zellen). Zusätzlich wird die Kalziumaufnahme aus dem Darm ins Blut durch Vitamin C gefördert.

Zitrusfrüchte und Kiwi sind uns als Lieferanten für Vitamin C bekannt, aber auch Papayas, Sanddornbeeren, schwarze Johannisbeeren und Acerola enthalten reichlich davon. Unter den Gemüsesorten sind Brokkoli, Grünkohl, Paprika (insbesondere die roten) und Rosenkohl reich an Vitamin C.

Kalziumräuber: »Die Menge macht das Gift«

In der Ernährung gibt es nicht immer ein eindeutiges Gut oder Schlecht, Gesund oder Ungesund. Sehr oft kommt es darauf an und zwar insbesondere auf Menge, Häufigkeit und manchmal einen zeitlichen Zusammenhang. So sind manche Nährstoffe wichtig, eine zu große Menge wirkt sich jedoch negativ aus.

Kochsalz

Salz ist lebenswichtig, aber in zu großer Menge nicht empfehlenswert. Salz- bzw. natriumreiches Essen erhöht die Kalzium-Ausscheidung. Zusätzlich kann zu viel Kochsalz den Säure-Basen-Ausgleich im Körper erschweren.

Salzreiche Produkte sind beispielsweise Wurst, Schinken, Räucherfisch, Salzgebäck, Chips & Co, Konserven und zum Teil auch Fertiggerichte. Auch Käse, insbesondere Schnitt- und Hartkäse, ist salzreich. Bevor Sie aber ihren Käsekonsum einschränken und damit auch wieder die Kalziumzufuhr, essen Sie lieber von den anderen genannten Lebensmitteln weniger.

Salz verstärkt den Geschmack der Speisen. Das tun Kräuter und Gewürze auch: Petersilie, Kresse und andere frische Kräuter sind reich an Kalzium, Vitamin C und weiteren Mikronährstoffen. Alle Gewürze wie Pfeffer, Chili, Ingwer, Curry, Paprika und alle getrockneten Kräuter enthalten basische Mineralien, machen Speisen schmackhaft und abwechslungsreich.

Ob die Salzmenge dem persönlichen Geschmack entspricht, hat auch viel mit Gewohnheit zu tun. Nach drei Wochen kann sich der Geschmackssinn schon umgestellt haben. Sie müssen es nur versuchen.

Alkohol

Ein Gläschen in Ehren ...? Kein Problem, aber bitte nicht jeden Tag. Ein hoher Alkoholkonsum kann das Frakturrisiko erhöhen und ist insgesamt gesundheitsschädlich als möglicher Auslöser für Leberzirrhose und mehr. Kleine Mengen alkoholischer Getränke schaden hingegen der Knochengesundheit nicht.

Oxalsäure

Rhabarber und Spinat sind bei Osteoporose »verboten«. So steht es in mancher Broschüre, die schon ein wenig in die Jahre gekommen ist. Aber was ist dran an dieser Aussage? Es stimmt, dass Oxalsäure sich mit Kalzium bereits im Darm verbindet und die Aufnahme von Kalzium in den Körper vermindert. So werden zum Beispiel aus dem an sich kalziumreichen Spinat nur 5 % in den Körper aufgenommen, der Rest geht durch die ebenfalls enthaltene Oxalsäure verloren. Es stimmt ebenfalls, dass Menschen mit Oxalsäure-Nierensteinen tatsächlich wenig Oxalsäure aufnehmen sollen. Reich an Oxalsäure sind Rhabarber und Spinat, die schon genannt wurden, aber auch Mangold, Rote Bete oder Kakaopulver enthalten nennenswerte Mengen. Trotzdem ist nichts verboten, es kommt auf Häufigkeit und Menge an. Wie oft essen Sie Rhabarberkompott oder -kuchen? Wie hoch ist der tatsächliche Kakaoanteil in fertigen Trinkkakao-Mischungen? Spinat enthält zum Beispiel viel von den wichtigen Stoffen Folsäure, Kalium und Vitamin K. Gehen Sie entspannt mit dem Thema um und essen Sie diese Lebensmittel nicht zu oft und besser mit zeitlichem Abstand zu kalziumreichen Mahlzeiten.

Isolierte Ballaststoffe

Ballaststoffe können die Kalziumresorption vermindern. Dennoch haben ballaststoffreiche Lebensmittel wie Vollkornprodukte, Gemüse und Obst keinen negativen Einfluss auf die Kalzium-Bilanz – und sind wichtig für eine ungestörte Darmfunktion. Was eher eine Rolle spielen kann, sind Ballaststoffkonzentrate wie Weizen- oder Haferkleie. Mengen ab 1 oder 2 EL können die Kalziumaufnahme im Darm aus der Mahlzeit einschränken. Daher sollten Sie Kleie und Ähnliches nicht gleichzeitig mit kalziumreichen Lebensmitteln oder Kalziumpräparaten einnehmen. Ein zeitlicher Abstand von ca. 2 Stunden verhindert das negative Zusammenwirken.

Koffein

Kaffee war lange Zeit als Kalzium-Räuber Nummer eins in Verruf. Neuere Untersuchungen zeigen: Moderater Kaffeegenuss schadet nicht der Knochengesundheit. Selbst größere Mengen (4 Tassen am Tag und mehr) erhöhen nicht das Knochenbruchrisiko. 2 oder 3 Tassen Milchkaffee können auch eine gute Kalziumquelle sein.

Im Zusammenhang mit Koffein haben eher größere Mengen an Cola-Getränken (enthalten zusätzlich zum Koffein noch viel Phosphor) und Energydrinks mit einer hohen Koffeinkonzentration einen negativen Einfluss.

Fakten und Mythen rund um die Milch

Die Eignung von Milch, Milchprodukten und Käse für die Ernährung bei Osteoporose und zur Osteoporoseprävention wird kontrovers diskutiert. Einerseits werden Milchprodukte als Kalziumquelle empfohlen, anderseits findet man sogar Warnungen vor einer angeblich schädlichen Wirkung auf die Knochengesundheit. Was stimmt nun?

Wissenschaftliche Studien bestätigen die positive Wirkung des Verzehrs von Milch und Milchprodukten auf die Stabilität der Knochen. Eine negative Wirkung von Milch und Milchprodukten auf die Knochengesundheit konnte bei üblichen Verzehrsmengen nicht bestätigt werden. Eine einzelne Untersuchung brachte Hinweise zutage, dass größere Mengen an Trinkmilch (3 Gläser täglich oder mehr) negative Auswirkungen auf die Knochendichte haben könnte. Das ist aber eine eher ungewöhnlich hohe Menge. Sauermilchprodukte und Käse hingegen erwiesen sich in derselben Untersuchung als besonders empfehlenswert.

Fettgehalt von Milchprodukten – darf's ein bisserl mehr sein?

Der »richtige« Fettgehalt von Milch, Milchprodukten und Käse hängt von unterschiedlichen Faktoren ab. Prinzipiell gilt: Fettarme Milchprodukte haben einen höheren Kalziumgehalt als fettreiche. Andererseits können extra fettarme Milchprodukte (z. B. Joghurt mit 0,1 % Fett) mehr Zusätze enthalten, wie z. B. zusätzlichen Milchzucker oder aber Gelatine, mehr Zucker etc., um die gewünschte cremige Konsistenz zu gewährleisten. Fette Käsesorten schmecken vielen Menschen besser, sie enthalten mehr Kalorien und mehr Milchfett. Für sehr schlanke oder gar untergewichtige Menschen ist das ein Vorteil, denn Fett liefert viele Kalorien und erleichtert das Zunehmen. Wer nicht zunehmen will oder abnehmen soll, kann auch gerne die fettarmen Käsesorten wählen. Wertvolles Kalzium und Eiweiß sind hier auch enthalten.

Der schlechte Ruf von Milchfett in Bezug auf hohe Cholesterinwerte ist übrigens nicht gerechtfertigt. Neuere Studien zeigen, dass Milchfett einen weit geringeren negativen Einfluss auf die Blutfettwerte hat und das Arteriosklerose-Risiko weniger stark erhöht als in der Vergangenheit angenommen. Aber die gesamte Fettmenge im Essen ist dennoch von Bedeutung. Es geht auch hier um ein Gleichgewicht und um das »große Ganze«. Eine insgesamt sehr fettreiche Ernährung erschwert die Kalziumversorgung. Wenn Sie also vollfette Milchprodukte und Käse verwenden, sollten Sie mit anderen Fetten sparsamer sein.

Fettstufen in den Rezepten

In den Rezepten (Seite 79) werden Sie mal Joghurt oder Milch mit 1,5 % Fett und mal mit 3,5 % Fett finden. Das können Sie jeweils austauschen, wie es besser für Sie und Ihr Gewicht ist. Sahne oder Sahnejoghurt wäre hier eine Alternative, wenn Sie an Gewicht zunehmen wollen. In Rezepten, in denen Sie vielleicht Sahne erwartet hätten, finden Sie öfter stattdessen Kaffeesahne. Nehmen Sie mehr Kalzium, weniger Fett, und Sie werden sehen: Es schmeckt trotzdem. Der Fettgehalt von Käse beeinflusst den Geschmack wesentlich, besonders wenn Sie den Käse »pur« probieren. Zum Überbacken können Sie auch problemlos Käse mit 30 % Fett in der Trockenmasse verwenden. Sie werden sehen, hier ist der Geschmacksunterschied kaum zu merken. Das glauben Sie nicht? Probieren Sie es einfach aus.

Trend-Ernährungsformen knochengesund gestalten

Manche besondere Ernährungsformen liegen im Trend und versprechen positive Effekte auf die Gesundheit. Aber gilt das auch für die Gesundheit der Knochen? Was muss man beachten, damit es gut und nicht gar schädlich für die Knochen ist?

Veggie

Doch was ist gemeint: vegetarisch oder vegan? Vegetarier verzichten auf Fleisch, Fisch und alle daraus hergestellten Produkte »von toten Tieren«. Veganer meiden zusätzlich alle anderen tierischen Lebensmittel wie Milchprodukte, Käse, Eier und Honig. Für sie ist die Versorgung mit etlichen Nährstoffen daher kritisch. Vitamin B_{12} muss hier immer ergänzt werden, aber auch die Versorgung mit Proteinen, Kalzium, Eisen, Jod, Zink, Selen und Omega-3-Fettsäuren ist nur zu gewährleisten, wenn man sich gut auskennt und sich sehr konsequent daran orientiert.

Veggie = knochengesund?
Studien zeigen, dass Veganer ein erhöhtes Knochenbruchrisiko entwickeln, insbesondere wenn die durchschnittliche Kalziumzufuhr unter 525 mg am Tag liegt. Ausreichend Kalzium ist ein Schlüsselfaktor. Weniger Protein- und Phosphatüberschuss sowie eine bessere Säure-Basen-Balance durch mehr Gemüse und Obst sind die Vorteile.

Achtung! Mit dem Meiden jeder Lebensmittelgruppe kann man Nährstoffdefizite verursachen. Diese müssen durch den Einsatz entsprechender Lebensmittelalternativen gezielt ausgeglichen werden.

Paleo

Paleo-Ernährung basiert auf der Theorie, dass sich die Ernährung des Paläolithikums (Altsteinzeit) evolutionsbedingt auch heute noch positiv auf den Menschen auswirkt, weil sie besser zu unseren Genen passt. Gegessen wird alles, was in der Steinzeit vermutlich verfügbar war: Fleisch, Fisch, Meeresfrüchte, Gemüse, Obst und Nüsse. Auf andere Lebensmittel wie Getreide, Hülsenfrüchte, Milch und Milchprodukte wird komplett verzichtet.

Paleo = knochengesund?
In der Altsteinzeit soll es keine Osteoporose gegeben haben. Das muss aber nicht an der Tatsache liegen, dass damals keine Milchprodukte verzehrt wurden, obwohl man diese Argumentation häufig findet. Die Steinzeiternährung war auch ohne Milch sehr kalziumreich. Weitere Aspekte: täglich reichlich Bewegung, genügend Vitamin D durch Sonnenlicht und eine Lebenserwartung von durchschnittlich 35 Jahren. Positiv zu bewerten sind der Fokus auf naturbelassene Lebensmittel, eine hohe Zufuhr von Mineralien, die Einschränkung von (»leeren«) Koh-

lenhydraten sowie eine gute Säure-Basen-Balance.

Achtung! Der Kalziumgehalt unseres Gemüses ist wohl nicht zu vergleichen mit dem Kalziumreichtum steinzeitlicher Wurzeln, Blätter und Wildkräuter. Kalziumreiches Mineralwasser kann z. B. für Ausgleich sorgen.

Low Carb

Die Einschränkung kohlenhydratreicher Lebensmittel steht hier im Vordergrund. Brot, Müsli und Flocken, Nudeln, Reis und alle anderen Stärkebeilagen fallen weg. Ebenso Zucker, Honig und Ähnliches. Übrig bleiben Fleisch, Fisch und Eier, Gemüse, Pilze, Beeren, Kräuter, Nüsse und Samen, Fette und Öle.

Low Carb = knochengesund?
Große Mengen an zucker- und stärkehaltiger Nahrung erhöhen das Risiko für Zivilisationskrankheiten wie Übergewicht, Diabetes und nichtalkoholische Fettleber. Weniger ist hier mehr – und definitiv gesünder. Lebensmittel wie Nudeln, Reis und Brot sind reich an Kalorien, aber arm an Mineralstoffen und Vitaminen. Durch starke Reduzierung von Kohlenhydraten werden Ketonkörper gebildet, mit deren Hilfe das Gehirn auch ohne Zuckerstoffe gut mit Energie versorgt werden kann. Wichtig in Bezug auf die Knochen: Ketone erzeugen im Körper eine Säurelast, ebenso der höhere Proteinanteil einer Low-Carb-Ernährung. Auf entsprechenden basischen Ausgleich ist zu achten!

Fazit: Bei der Low-Carb-Ernährung sollten Sie nicht an Fleischberge mit Salatgarnitur denken, sondern an Gemüseberge mit Fisch- oder Fleischgarnitur. Käse, Quark und Sauermilchprodukte sollten neben Nüssen und Samen als Protein- und Kalziumquellen genutzt werden.

5-Elemente-Ernährung

Die TCM (Traditionelle Chinesische Medizin) ordnet alles den »Fünf Elementen« Holz, Feuer, Erde, Metall und Wasser zu. Sind in der Ernährung alle Elemente ausgewogen vertreten, entstehen keine Mangelzustände und der Körper bleibt ernährungstechnisch im Gleichgewicht.

5 Elemente = knochengesund?
Die 5-Elemente-Ernährung ist pflanzenbetont und verbietet keine ganzen Lebensmittelgruppen.
Das Trinken purer Milch ist nicht üblich, wohl aber die Verarbeitung in Speisen in Form von Joghurt und Frischkäse, ebenso Schafs- und Ziegenmilchprodukte. Positiv sind Empfehlungen für frische, regionale und saisonale Lebensmittel, sowie die Berücksichtigung individueller Aspekte (»Spüre, was dein Körper braucht«).

Achtung! Der Verzicht auf Milch, Milchprodukte und Käse wird nicht selten von TCM-Therapeuten zur Linderung verschiedenster Beschwerden empfohlen. Trotzdem Kaliumzufuhr sicherstellen!

Clean Eating

Übersetzt »saubere Ernährung«. Der scheinbar neue Trend greift die Empfehlungen der guten, alten Vollwerternährung auf. Im Fokus steht die Auswahl möglichst naturbelassener und wenig verarbeiteter Nahrungsmittel mit dem Ziel einer vollwertigen Versorgung mit Nährstoffen.

Clean Eating = knochengesund?
Das ist wirklich super zu vereinbaren! Hier ist alles drin, was Körper und Knochen brauchen. Beliebte Zutaten der Lebensmittelindustrie (Zusatzstoffe, Aromen, Konservierungsmittel, Zuckerstoffe, Transfette) kommen nicht auf den Teller.

Fazit: Vollwertig und so natürlich wie möglich – jederzeit gerne, auch unter neuem Namen!

Fett im Käse

Die Angaben für Fett im Käse scheinen verwirrend. Da gibt es einerseits die Angabe »Fett i. Tr.« (in der Trockenmasse), andererseits Angaben wie »Rahmstufe« und »Doppelrahmstufe«. Und wie viel Fett ist jetzt drin? Dank Pflichtdeklaration für die Hauptnähstoffe ist das jetzt einfacher geworden. Wenn Sie wissen wollen, wie viel Fett ein Käse oder ein Milchprodukt tatsächlich enthält, können Sie das auf der Produktverpackung erfahren. Dort finden Sie in einer Tabelle, wie viel Gramm Fett tatsächlich in 100 g Käse enthalten ist. Sie müssen dann nur noch die Packungsgröße beachten.

Nährstoffschonend zubereiten

Die Verarbeitung von Lebensmitteln kann den Nährstoffbedarf wesentlich beeinflussen. Vielleicht haben auch Sie sich beispielsweise schon gefragt, ob Kalzium verloren geht, wenn man den Käse zum Überbacken verwendet? Hier schon einmal die Auflösung: Das ist nicht der Fall.

Mineralstoffe sind wasserlöslich

Das gilt für Kalzium, Magnesium und Kalium gleichermaßen. Wenn Sie Gemüse oder Kartoffeln beim Waschen lange im Wasser liegen lassen oder mit viel Wasser kochen, lösen sich Mineralstoffe aus dem Gemüse. Wird das Kochwasser dann weggegossen, gehen diese ausgelösten Mineralien verloren – es sein denn, Sie verwenden das Kochwasser für Suppe oder Sauce. Trotzdem Sollten Sie Gemüse am besten mit wenig Wasser dünsten oder in der Pfanne braten – beides empfehlenswerter als die Zubereitung mit viel Wasser.

Kartoffeln, Gemüse und Salate sollten Sie nie lange einweichen, sondern nur kurz möglichst am Stück unter fließendem Wasser waschen und dann erst zerkleinern. Bei Kartoffeln wird der Mineralstoffgehalt am besten erhalten, wenn sie in der Schale gekocht werden. Hitze hingegen überstehen Mineralien schadlos. Mit Käse überbacken, Milch in Speisen verarbeiten: alles kein Problem.

Vitamine: empfindlich gegen Hitze und Sauerstoff

Vitamine, beispielweise Vitamin C und Folsäure, sind hitzeempfindlich. Je heißer und je länger Gemüse erhitzt wird, desto weniger Vitamine enthält das Endprodukt. Garen Sie Gemüse und Obst also so kurz wie möglich und nur so lange wie nötig. Das eine oder andere roh zu essen ist ebenso hilfreich. Einfluss hat auch die Lagerung. Wenn lagern, dann möglichst kurz, kühl und dunkel.

Frisch oder tiefgekühlt?

Für kleine Haushalte ist Vorratshaltung gar nicht so einfach. Da kann Tiefkühlgemüse eine gute Alternative sein. Tiefkühlgemüse wird frisch verarbeitet und schockgefrostet. Mineralien und Vitamine bleiben erhalten. Achten Sie auf naturbelassene Produkte, ohne Fett, Gewürze, Zusätze. Sie wollen ja selber entscheiden, was noch dazukommt.

Mit Gewürzen und Kräutern Salz sparen

Reichlich Kräuter und Gewürze, dafür weniger Salz – das macht das Essen schmackhafter und gesünder. Unzählige Gewürze aus aller Welt stehen uns zur Verfügung. Manchmal braucht man auch nur wenig Salz und Pfeffer und kann so den natürlichen Eigengeschmack von Speisen genießen. Die gesunde moderne Küche braucht weder Aromen noch Geschmacksverstärker, noch all die Zusätze, die die Lebensmittelindustrie gerne und reichlich einsetzt. Nutzen Sie den Fundus an Gewürzen und getrockneten Kräutern. Gerade frische Kräuter sind eine Bereicherung für jede Speise. Viele Kräutlein können Sie im Garten, aber auch auf dem Balkon oder der Fensterbank ziehen. Dann haben Sie immer Nachschub, den Sie schnell und frisch ernten können.

Knochengesund und milchfrei – wie geht das?

Milchprodukte und Käse sind von Natur aus ergiebige Kalziumquellen. Ihr Verzehr erleichtert es, mindestens 1000 mg Kalzium pro Tag aufzunehmen. Fermentierte Milchprodukte (z. B. Sauermilchkäse, Joghurt, Kefir etc.) erweisen sich dabei als besonders günstig. Zusätzlich enthalten Milchprodukte und Käse hochwertiges Eiweiß. Durch den Verzicht auf Milch, Milchprodukte und Käse entsteht schnell ein Kalzium-Defizit, das durch andere Lebensmittel und Getränke ausgeglichen werden muss.

Wer sich vegan oder nach der Paleo-Ernährung ernährt, verzichtet komplett auf Milchprodukte. Ohne bewussten Ausgleich liegt die Zufuhr von Kalzium bei diesen Ernährungsformen schnell unter 500 mg/Tag, was als eigenständiger Risikofaktor für Knochenbrüche einzustufen ist. Mehr dazu im Exkurs zu Trend-Ernährungsformen (Seite 40).

Milchunverträglichkeit

Sie vertragen Milch nicht oder nur schlecht? Dann sollten Sie genau unterscheiden! Welcher Bestandteil macht Probleme, bzw. welche Form von Milchprodukt können Sie nicht vertragen? Eine echte Milchallergie ist recht selten und tritt meistens schon im Kleinkindesalter auf. Sie verliert sich glücklicherweise bei vielen Menschen im Erwachsenalter.

Laktoseintoleranz

Wenn Sie Milchzucker nicht vertragen, dann müssen Sie nicht gleich alle Milchprodukte weglassen. Schnitt- und Hartkäse sind von Natur aus laktosefrei, Weichkäsesorten enthalten zum Teil nur sehr wenig Milchzucker. Sauermilchprodukte und Joghurt werden oft besser vertragen als normale Trinkmilch. Beim Säuerungsprozess wird ein Teil des Milchzuckers von den Milchsäurebakterien abgebaut und somit die Verträglichkeit verbessert.

Bei vielen Menschen ist es tatsächlich die Trinkmilch, die Probleme macht. Hier kann man z. B. auf laktosefreie Milch und andere laktosefreie Milchprodukte (Joghurt, Buttermilch etc.) ausweichen. Diese Produkte enthalten genauso viel Kalzium und alle anderen Nährstoffe wie die Varianten mit Laktose.

Bei anderen Formen der Kuhmilchunverträglichkeit können Milchprodukte und Käse von Ziege und Schaf ausprobiert und auf Verträglichkeit getestet werden. Auch diese sind genauso kalzium- und eiweißreich wie Kuhmilch und können so eine gute Alternative darstellen.

Pflanzliche Milchalternativen

Immer mehr Menschen wollen – auch ohne Unverträglichkeit – auf Milchprodukte und andere tierische Lebensmittel verzichten, z. B. im Rahmen einer vermehrt pflanzenbetonten oder veganen Ernährung. Pflanzenkost liegt im Trend.

Es werden dann gerne Pflanzendrinks als Milchersatz empfohlen und beworben. Diese Produkte können die Milch in der Küche gut ersetzen, da sie ähnliche Kocheigenschaften haben. Aber Achtung! Soja-, Kokos-, Mandel-, Reis-, Dinkel- und Haferdrinks enthalten kein oder kaum natürliches Kalzium. Wenn Kalzium enthalten ist, wurde es zugesetzt. Der Kalziumgehalt ist dann standardisiert und entspricht dem von Kuhmilch (120 mg/100 ml.) Dasselbe gilt für joghurtähnliche Zubereitungen.

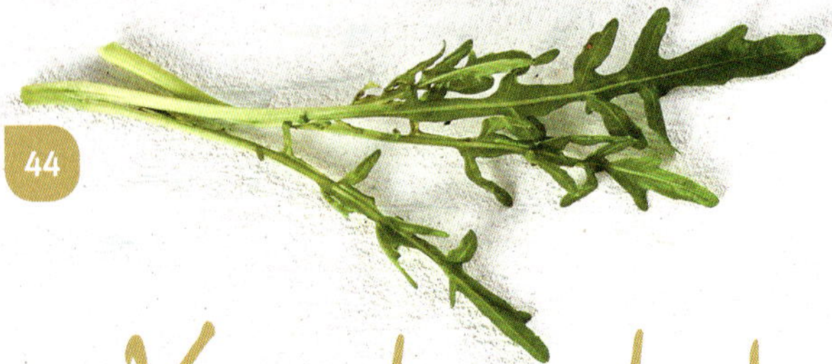

Knochenstarke Lebensmittelgruppen – die Top Five

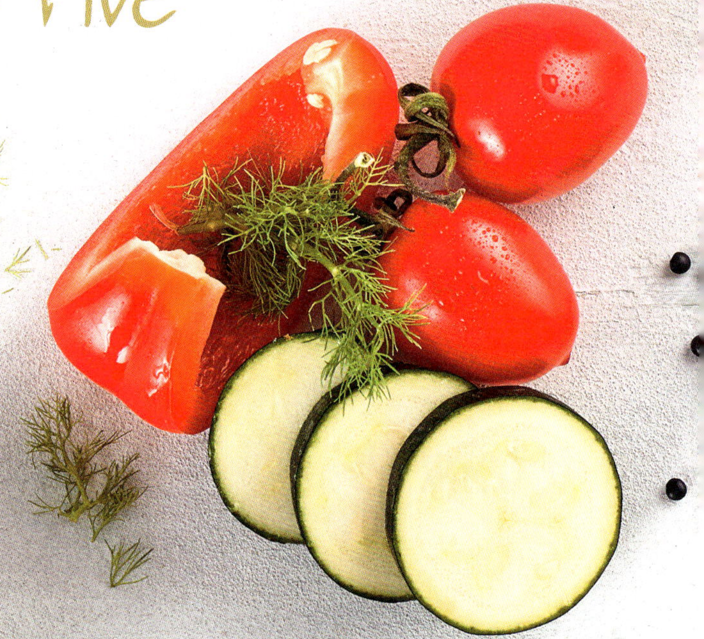

Milchprodukte

Ob Milch, Joghurt, Buttermilch, Quark oder Käse: Alle enthalten wertvolles Kalzium und zusätzlich hochwertige Proteine und Vitamin B_{12}. Kaum eine Lebensmittelgruppe ist in sich schon so vielfältig und kann entsprechend abwechslungsreich verarbeitet werden.

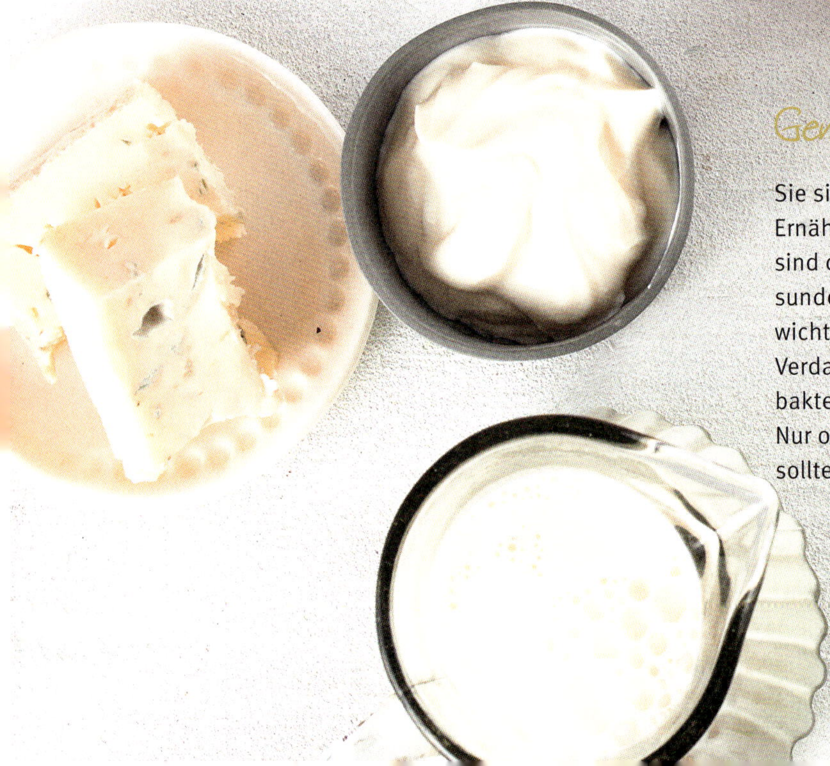

Gemüse und Salate

Sie sind uneingeschränkt eine wichtige Basis einer gesunden Ernährung. Kalziumreich sind nur wenige Sorten, wertvoll sind dennoch praktisch alle. Sie enthalten neben knochengesundem Kalium, Magnesium, Vitamin K, C und Folsäure auch wichtige Ballaststoffe. Diese sind notwendig für eine geregelte Verdauung, ein gesundes Mikrobiom mit vielfältigen Darmbakterien und damit auch für eine intakte Nährstoffaufnahme. Nur oxalsäurereiche Sorten (Rhabarber, Spinat, Mangold etc.) sollten nicht zu oft verzehrt werden.

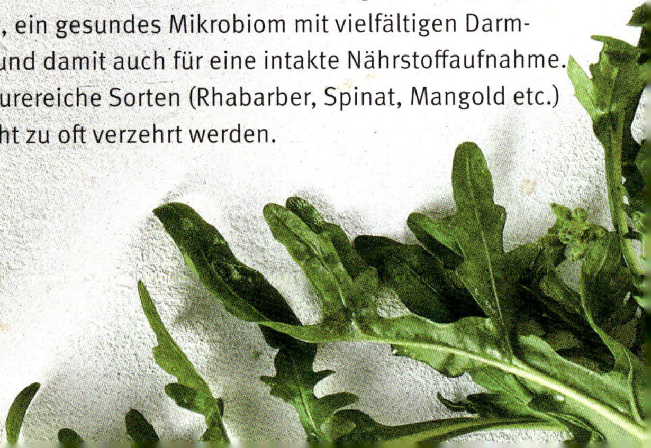

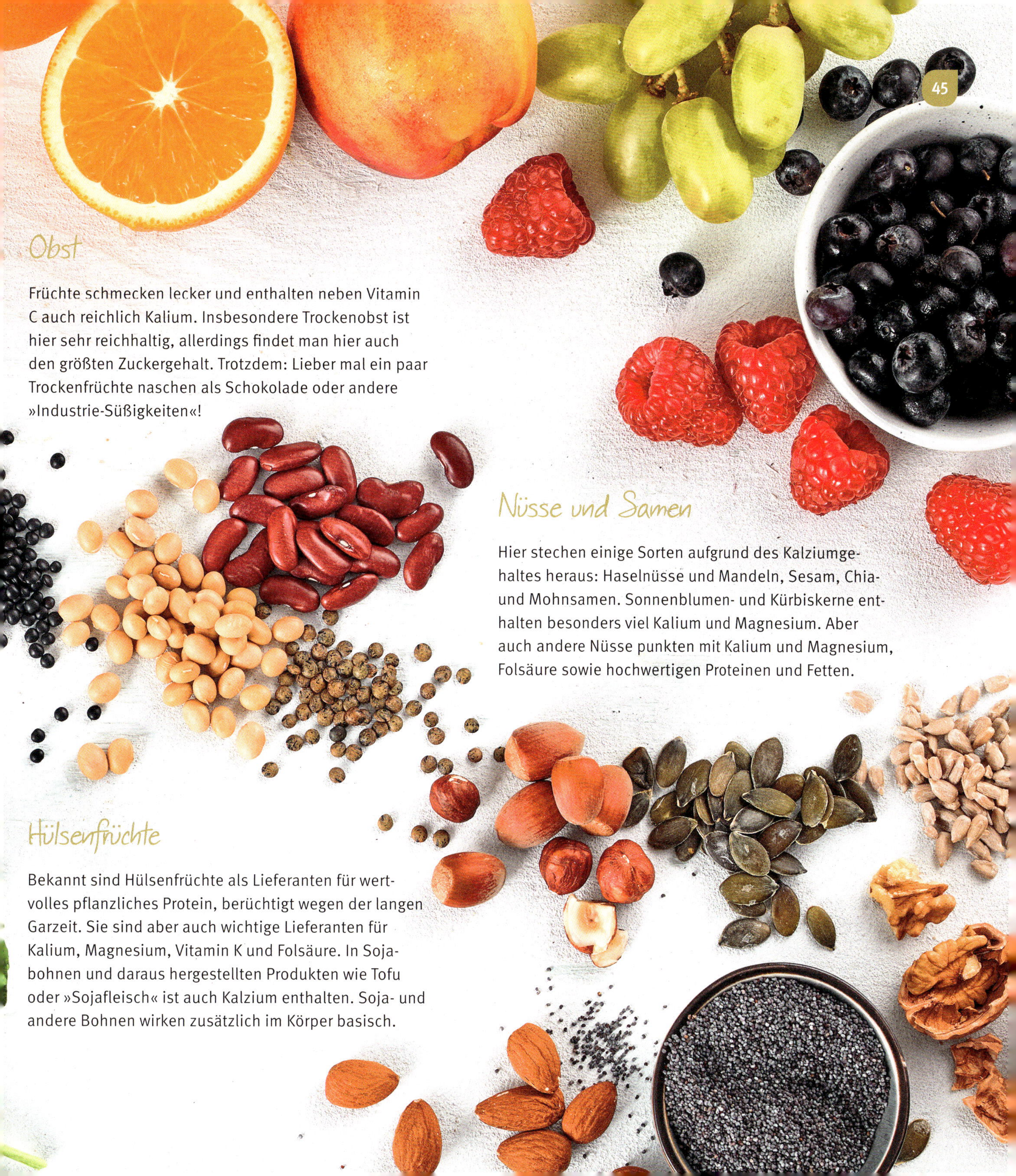

Obst

Früchte schmecken lecker und enthalten neben Vitamin C auch reichlich Kalium. Insbesondere Trockenobst ist hier sehr reichhaltig, allerdings findet man hier auch den größten Zuckergehalt. Trotzdem: Lieber mal ein paar Trockenfrüchte naschen als Schokolade oder andere »Industrie-Süßigkeiten«!

Nüsse und Samen

Hier stechen einige Sorten aufgrund des Kalziumgehaltes heraus: Haselnüsse und Mandeln, Sesam, Chia- und Mohnsamen. Sonnenblumen- und Kürbiskerne enthalten besonders viel Kalium und Magnesium. Aber auch andere Nüsse punkten mit Kalium und Magnesium, Folsäure sowie hochwertigen Proteinen und Fetten.

Hülsenfrüchte

Bekannt sind Hülsenfrüchte als Lieferanten für wertvolles pflanzliches Protein, berüchtigt wegen der langen Garzeit. Sie sind aber auch wichtige Lieferanten für Kalium, Magnesium, Vitamin K und Folsäure. In Sojabohnen und daraus hergestellten Produkten wie Tofu oder »Sojafleisch« ist auch Kalzium enthalten. Soja- und andere Bohnen wirken zusätzlich im Körper basisch.

Auch bei anderen Inhaltsstoffen gibt es große Unterschiede. Sojajoghurt enthält noch vergleichbar viel Eiweiß wie Kuhmilch, Getreide- und Nussdrinks aber kaum. Dieser Unterschied ist besonders bei veganer Ernährung relevant, denn hier ist Eiweiß ohnehin ein kritischer Nährstoff. Wenn Sie Milch und Milchprodukte durch pflanzliche Alternativen ersetzen wollen, sollten Sie Produktvarianten mit Kalziumzusatz wählen. Achten Sie auf die Angaben auf der Packung!

Eine Ernährung ohne Milchprodukte und Käse erfordert einen bewussten Einsatz von alternativen Kalziumquellen, darunter:

- kalziumreiches Mineralwasser (mit mind. 300 mg/l),
- kalziumreiches Gemüse (z. B. Lauch, Fenchel, Rucola, Grünkohl, Brokkoli etc.),
- Sesam, Haselnüsse, Mandeln, Mohn, Chiasamen,
- Mandel- und Haselnussmus, Tahin (Sesampaste),
- getrocknete Feigen, getrocknete Aprikosen,
- mit Kalzium angereicherte Produkte, z. B. Pflanzendrinks auf Getreide-, Soja- oder Nussbasis, Säfte mit Kalziumzusatz.

Gehalte ausgewählter Nährstoffe in Milch und pflanzlichen Milchalternativen (* Kalzium künstlich zugesetzt)

Produkt	kcal	kJ	Eiweiß (g)	Fett (g)	Kohlenhydrate (g)	Kalzium (mg)
Kuhmilch (1,5 %)	48	201	3,0	1,5	5,0	120
Schafsmilch	94	393	5,0	6,0	5,0	200
Ziegenmilch	67	280	4,0	4,0	4,0	125
Sojadrink	42	175	3,0	2,0	3,0	10
Mandeldrink	13	55	0,5	1,1	0	120*
Reisdrink	50	209	<0,5	1,1	9,9	0
Haferdrink	44	195	0,3	1,5	6,8	120*
Kokosmilch	20	85	0,1	0,9	2,7	120*
Joghurt (3,5 %)	69	288	4,0	3,5	4,0	120
Kokosjoghurt	97	400	1,4	7,7	5,1	0

Wundermittel Mineralwasser

Mineralwasser kann eine wunderbare Quelle für knochengesunde Mineralien sein. Manche Wässer enthalten allerdings fast gar keine Inhaltsstoffe. Es kommt also sehr auf die Sorte und die Zusammensetzung im Einzelfall an. Mineralwasser wirkt knochengesund, wenn es reichlich Kalzium, Magnesium und Hydrogencarbonat (HCO_3) enthält. Natrium hingegen sollte nicht in zu großer Menge enthalten sein. In diesem Buch finden Sie die Inhaltsstoffe einiger handelsüblicher Mineralwässer.

Kalzium- und magnesiumreiches Wasser kann tatsächlich die Gesamtzufuhr dieser wichtigen Mineralien aufstocken. Hydrogencarbonat unterstützt den Säure-Basen-Ausgleich. Eine aktuelle Studie zeigt, dass hydrogencarbonatreiches Mineralwasser die Knochendichte positiver beeinflussen kann als rein kalziumreiches Mineralwasser.

Und die Kohlensäure?

Kohlensäure hat im Grunde keine Effekte auf die Gesundheit. Als flüchtige Verbindung zerfällt sie zum Teil bereits im Glas und dann spätestens im Magen in Wasser und Kohlendioxid. Kohlensäurehaltiges Wasser führt auch nicht zu einer

Übersäuerung des Stoffwechsels. Ob Sie also Ihr Wasser lieber still, medium oder spritzig genießen, ist in erster Linie Geschmackssache und eventuell eine Frage der Verträglichkeit. Wählen Sie die Sorte, die Ihnen am besten bekommt.

Zu beachten ist: Bei manchen Mineralwassermarken haben Abfüllungen mit und ohne Kohlensäure einen unterschiedlichen Gehalt an Mineralien.

In der Tabelle auf der hinteren Buchklappe finden Sie einige handelsübliche Mineralwässer mit Angabe der knochenrelevanten Inhaltsstoffe. Diese Tabelle enthält nur Beispiele. Vielleicht gibt es ja gerade in Ihrer Wohngegend ein besonders knochengesundes Wasser, das nicht auf der Liste steht? Achten Sie einfach auf das Etikett und vergleichen Sie selbst.

Gutes Leitungswasser

In den meisten Regionen in Deutschland, Österreich und der Schweiz hat das Leitungswasser eine hervorragende Qualität und einen guten Geschmack. Dennoch enthält es weit weniger Mineralien als die guten, ergiebigen Flaschenwässer. Selbst kalkreiche Wässer enthalten nicht mehr als 70 bis 110 mg Kalzium und vielleicht 300 bis 400 mg Hydrogencarbonat pro Liter. Das reicht nicht, um eine zu geringe Zufuhr an Mineralien über die Nahrung auszugleichen. Wenn Sie allerdings über Milchprodukte, Obst und Gemüse schon genügend Kalzium und Basenstoffe aufnehmen, dann können Sie natürlich Leitungswasser statt Mineralwasser trinken.

Nahrungsergänzung – was ist sinnvoll?

Sie haben bereits erfahren, dass alle knochenrelevanten Nährstoffe außer Vitamin D in einer vollwertigen, abwechslungsreichen Ernährung enthalten sein können. Auch in den Osteoporose-Leitlinien wird empfohlen, Kalzium und die anderen Nährstoffe wenn möglich über die Nahrung aufzunehmen. Nur wenn dies nicht möglich ist, ist an die Einnahme von Präparaten zu denken. So ist es sinnvoll, zuerst die Essgewohnheiten anzuschauen und diese – soweit nötig und möglich – knochengesund zu gestalten. Eine qualifizierte Ernährungsberatung kann hier Hilfestellung geben. (Seite 58).

Aber man muss auch realistisch bleiben. Ist die empfohlene Nährstoffzufuhr nicht gesichert, kann es für Sie sinnvoller sein, bedarfsgerecht Präparate einzusetzen, bevor Sie eine längerfristige Unterversorgung riskieren. Jeder für die Knochen und die Gesundheit des ganzen Körpers benötigte Nährstoff kann Bestandteil von Nahrungsergänzungsmitteln und Arzneimitteln sein. Dabei sollen und können aber Präparate eine vollwertige, knochengesunde Ernährung keineswegs ersetzen.

Bisphosphonate, Kalzium, Vitamin D

Für Osteoporose-Betroffene, die Medikamente aus der Gruppe der Bisphosphonate (Seite 26) einnehmen, ist die Absicherung der Kalzium- und Vitamin D-Versorgung sehr wichtig, insbesondere bei der Gabe des Wirkstoffs als Infusion. Hier wäre ein Mangel an Kalzium und Vitamin D im Blut sogar eine Kontraindikation, die Medikamente dürften dann gar nicht verabreicht werden. Darum ist hier eine so genannte Vortherapie mit einem Kalzium-Vitamin-D-Präparat üblich und in den Leitlinien empfohlen. Insgesamt verstärkt eine gute Kalzium- und Vitamin-D-Versorgung die Wirkung osteoporosespezifischer Medikamente.

Arzneimittel oder Nahrungsergänzungsmittel?

Sowohl Mineralstoffe als auch Vitamine sind als Mono- oder Kombipräparate zur Supplementierung erhältlich. Sie werden gemeinhin als Nahrungsergänzungsmittel (NEM) bezeichnet. Jedoch kann es sich bei solchen Präparaten rechtlich um ganz unterschiedliche Produktklassen handeln. Insbesondere gibt es große Unterschiede zwischen Arzneimitteln und NEM zu beachten.

Arzneimittel dienen definitionsgemäß der Heilung, Linderung oder Verhütung von Krankheiten oder krankhaften Beschwerden oder der Korrektur physiologischer Funktionen. Im Rahmen eines Zulassungsverfahrens müssen Qualität, Inhaltsstoffe, Wirksamkeit und Unbedenklichkeit geprüft und nachgewiesen werden. Arzneimittel, auch die nicht rezeptpflichtigen, sind in Deutschland mit wenigen Ausnahmen apothekenpflichtig, d.h., sie dürfen nur in Apotheken und von pharmazeutischem Fachpersonal abgegeben werden und unterliegen der gesetzlichen Beratungspflicht.

NEM unterliegen dem Lebensmittelrecht und sind laut Gesetz Lebensmittel zur Ergänzung der allgemeinen Ernährung mit ernährungsspezifischer oder physiologischer Wirkung in konzentrierter Form. NEM müssen als Lebensmittel – anders als Arzneimittel – kein Zulassungsverfahren durchlaufen. Der Hersteller muss ein neues Produkt lediglich beim Bundesamt für Verbraucherschutz und Lebensmittelsicherheit anmelden. Die enthaltenen Stoffe dürfen um bis zu 50% von den auf der Packung angegebenen Mengen abweichen. Andererseits bedeutet das nicht, dass alle NEM von schlechter Qualität wären. Gewisse Kombinationen von Inhaltsstoffen, wie sie z.B. in Basenpräparaten enthalten sind, können beispielsweise gar nicht als Arzneimittel zugelassen werden. Solche durchaus sinnvolle Mischungen gibt es nur als NEM.

Mineralstoff-Präparate: Kalzium, Magnesium, Kalium

Die chemische Form von Mineralstoffen ist entscheidend dafür, wie gut die Stoffe aufgenommen werden können und wie der weitere Weg im Stoffwechsel verläuft. Anorganische Verbindungen wie Kaliumchlorid, Magnesiumoxid oder Kalziumcarbonat sind oft schlechter für den Körper verwertbar als organische Verbindungen wie Citrat, Gluconat oder Lactat. Sie haben zudem kaum Effekte auf den Säure-Basen-Haushalt. Ein weiterer Nachteil der Carbonate: Sie reagieren mit der Magensäure, die sie zum Teil neutralisieren. Das kann gerade bei älteren Menschen mit reduzierter Magensäureproduktion von Nachteil für die Verdauungsleistung und Nährstoffaufspaltung sein. Citrate und andere organische Verbindungen hingegen liefern den entsprechenden Mineralstoff und unterstützen gleichzeitig die Säure-Basen-Balance. Diesen Vorteil sollten Sie sich durch die Auswahl entsprechender Präparate unbedingt sichern!

Die Aufnahme von Mineralstoffen aus dem Darm in den Körper kann durch Magen-Darm-Erkrankungen eingeschränkt sein. Das gilt auch bei Einnahme von Präparaten, insbesondere bei eingeschränkter Magensäureproduktion durch Medikamente (Omeprazol, Pantoprazol etc.). Gerade hier sollten Sie Präparate mit organischen Verbindungen einsetzen.

Ein Mineralstoffmangel lässt sich nur bedingt bzw. sehr spät im Blut bestimmen. Wird zu wenig Kalzium oder Magnesium zugeführt, greift der Körper auf die Reserven im Knochen zurück, um den Blutspiegel aufrechtzuerhalten. Die Knochenmasse verringert sich dadurch langfristig. Der Kalziumspiegel im Blut sagt also wenig über die Versorgung des Körpers aus. Deswegen kann eine zu geringe Kalziumzufuhr nur durch Auswertung von Ernährungsprotokollen ermittelt werden und leider nicht durch die Bestimmung des Blutwertes.

Folsäure, Vitamine D, B_{12}, K, C

Bei Vitaminen kann – im Gegensatz zu den Mineralstoffen – ein Bluttest hilfreich sein, um einen Mangel oder eine Unterversorgung feststellen. Beim Thema Vitamin D (Seite 23) haben Sie dies schon erfahren. Vitamin D ist auch der klassische Kandidat für die Einnahme eines Präparates. Defizite bei der Zufuhr verschiedener Vitamine können sich schon weit vor dem Auftreten einer echten Vitaminmangelerkrankung negativ auf den Knochenstoffwechsel auswirken. Eine unzureichende Versorgung mit Vitamin B_{12} und Folsäure beispielsweise kann über einen hohen Homozysteinspiegel zu einer verminderten Knochendichte führen, ohne Anzeichen einer echten Mangelerkrankung im Blut.

Alle genannten Vitamine, mit Ausnahme von Vitamin K und D, sind wasserlöslich. Es besteht kein Risiko für eine Überdosierung. Auch bei Vitamin K sind – analog zum Vitamin D – selbst bei höheren Dosierungen keine Nachteile für die Gesundheit zu erwarten, denn Vitamin K wird nur 1 bis 2 Wochen gespeichert. Zu beachten: Der Einsatz von Vitamin-K-haltigen Präparaten muss bei Einnahme von speziellen gerinnungshemmenden Medikamenten (z. B. Marcumar® und andere Phenprocoumon-haltige Arzneimittel) mit dem behandelnden Arzt abgesprochen werden. Denn Vitamin K hat Einfluss auf die Wirkung dieser Medikamente. Die Empfehlung, bei Einnahme dieser Medikamente auf Vitamin-K-reiche Lebensmittel zu verzichten, ist überholt.

Fazit

Gezielt eingesetzte Supplemente können im Rahmen einer Osteoporose-Therapie hilfreich sein, um eine Mangelversorgung zu vermeiden. Die Einnahme von Vitamin D ist dabei immer zu empfehlen, schon vorbeugend. Der Einsatz von Supplementen sollte gezielt und nicht nach dem »Gießkannenprinzip« erfolgen. Die Messung von Blutparametern und/oder eine individuelle Ernährungsberatung können bei der Ermittlung des tatsächlichen Bedarfs hilfreich sein. Nahrungsergänzung ist kein Ersatz für eine knochengesunde, vollwertige Ernährungsweise!

Sind mehrere verschiedene Erkrankungen und Einnahme von Medikamenten zu berücksichtigen, ist eine Beratung durch den Arzt oder Apotheker angebracht.

Säure-Basen-Haushalt und Knochengesundheit

Die »latente Übersäuerung« ist in aller Munde. Aber besteht wirklich ein Risiko für die Gesundheit oder ist das nur ein Mythos? Lesen Sie hier, wie das Säure-Basen-Gleichgewicht tatsächlich unsere (Knochen-)Gesundheit maßgeblich beeinflusst.

Säure-Basen-Gleichgewicht

Der Säure-Basen-Haushalt ist ein sehr komplexes System im menschlichen Stoffwechsel. Es ist ein physiologischer Regelkreis, der den pH-Wert des Blutes in einem konstanten Bereich hält. Der Säure-Basen-Haushalt reguliert physiologische Prozesse im Körper. Jede chemische Reaktion im Stoffwechsel hat Einfluss auf das Säure-Basen-Gleichgewicht und umgekehrt.

pH-Wert

Der pH-Wert ist eine Maßzahl für das Verhältnis von Säuren und Basen. 7 entspricht einem neutralen pH-Wert. Werte unter 7 sind sauer und je niedriger die Zahl, umso stärker ist die Säure. Werte über 7 sind basisch und gehen bis zu einem Wert von 14, was dann einer sehr starken Base entspricht.

Der pH-Wert des Blutes liegt im leicht basischen Bereich und muss konstant zwischen 7,35 und 7,45 gehalten werden. Die Konstanz des pH-Wertes im Blut ist lebensnotwendig, denn nur bei genau diesem pH-Wert sind unsere Enzyme wirksam und können die verschiedenen chemischen Reaktionen im Stoffwechsel entsprechend unterstützen.

Selbst kleine Abweichungen des Blut-pH-Wertes stellen eine schwere Erkrankung dar. Mögliche Ursachen für eine solche Stoffwechselentgleisung sind schwere Nierenerkrankungen oder eine schwere Störung des Zuckerstoffwechsels bei Typ-1-Diabetikern. Aber diese ernsten Krankheitsbilder sind nicht gemeint, wenn wir von latenter bzw. chronischer Azidose (verborgener, langandauernder Übersäuerung) sprechen.

Puffersysteme und Kompensation

Ein konstanter pH-Wert ist also überlebensnotwendig. Deshalb stellt der Körper über vielschichtige Regulationsmechanismen sicher, dass der Blut-pH-Wert konstant bleibt – unabhängig davon, was wir essen oder tun. So kann überschüssige Säure z. B. über die Atmung neutralisiert, in der Leber umgebaut oder über die Haut und insbesondere die Niere ausgeschieden werden.

Sind diese Möglichkeiten ausgeschöpft, kann der Körper kurzfristig überschüssige Säure im Bindegewebe zwischenlagern. Nicht zuletzt sind auch die Knochen als Mineralstoffspeicher am Säure-Basen-Ausgleich beteiligt. Bei Säureüberschuss, z. B. durch häufigen Verzehr entsprechender Lebensmittel, werden basische Stoffe aus den Knochen freigesetzt. Dies sind vor allem Kalzium und Bikarbonat. Die überschüssige Säure kann so gebunden bzw. neutralisiert werden.

Mit zunehmendem Alter nimmt die Säureausscheidung über die Niere ab. Dadurch werden bei säurelastiger Ernährung kontinuierlich wichtige Mineralstoffe aus den Knochen herausgelöst. Der Mineralstoffaustausch mit dem Knochen wird zur Einbahnstraße. Kurzfristig gesehen hat dieser Mechanismus einen geringen Einfluss, doch über Jahre oder gar Jahrzehnte ist er von Bedeutung. Ein permanenter Säureüberschuss im Stoffwechsel fördert so den Knochenabbau.

Latente Azidose

Diese schleichende Übersäuerung ist nicht im Blut messbar, denn dort muss der pH-Wert einfach konstant gehalten werden. Trotzdem können die Puffer- und Regulationssysteme bei dauerhafter Überbeanspruchung mit der Zeit überlastet sein. Überschüssige Säure sammelt sich im Körper an, und in bestimmten Gewebestrukturen (z. B. Muskeln) könnte man jetzt sogar eine pH-Wert-Veränderung messen. Langfristig kann eine latente Azidose viele negative Auswirkungen auf die Gesundheit haben und nachweislich zur Entstehung von chronischen Erkrankungen beitragen.

So begünstigt eine chronische Azidose beispielsweise die Entstehung von Diabetes mellitus, Bluthochdruck, Gicht oder Nierensteinen, kann Entzündungen im Körper fördern und so z. B. rheumatische Gelenkbeschwerden verschlechtern. Das Schmerzempfinden kann verstärkt werden und vieles mehr. Und: Durch eine latente Azidose wird die Knochendichte geringer, Muskelabbau wird gefördert, das Risiko für Stürze und Knochenbrüche steigt.

pH-Bereich

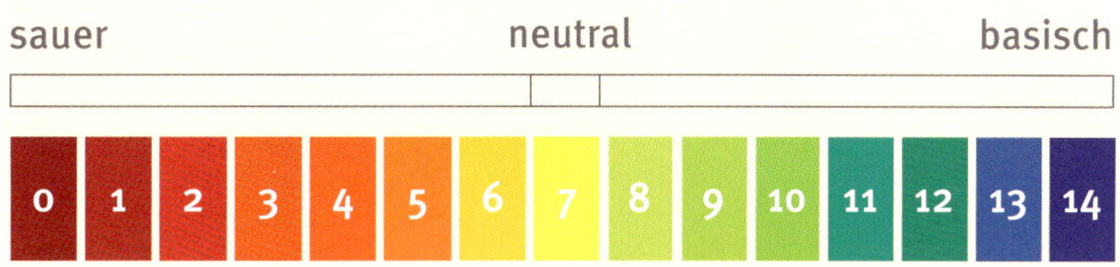

Erkennen Sie das Potenzial?

Wenn Sie die Risiken umkehren, entsteht eine Chance. Mit einer erhöhten Basenzufuhr können Sie alle genannten Risiken vermeiden, Beschwerden lindern, Knochen und Muskeln erhalten.

Machen saure Lebensmittel sauer?

Zu einer Übersäuerung des Stoffwechsels und der Körperstrukturen kommt es nicht durch saure Lebensmittel. Der Geschmack eines Lebensmittels hat nichts damit zu tun, ob seine Inhaltsstoffe im Körper sauer oder basisch wirken. So wirken z. B. Zitronensaft oder Apfelessig im Körper basisch. Fleisch oder Eier lassen im Körper einen Säureüberschuss entstehen, obwohl diese Lebensmittel nicht sauer schmecken.

Und ein »saurer Magen«?

Sodbrennen, saures Aufstoßen und ähnliche Beschwerden als Folge von zu viel Magensäure können sehr belastend sein. Es ist zwar eine Art der Übersäuerung, allerdings in einem anderen Körpersystem, dem Magen-Darm-Trakt, und nicht im Stoffwechsel. Ist der Magen übersäuert, bedeutet das noch nicht, dass auch der Stoffwechsel übersäuert ist. Die Herstellung von Magensäure ist für den Körper ein pH-neutraler Prozess. Wenn Magensäure entsteht, wird gleichzeitig basisches Bikarbonat ans Blut abgegeben und stärkt hier die Pufferkapazität für den Säure-Basen-Ausgleich.

Mehr Magensäue übersäuert den Stoffwechsel also nicht. Wird hingegen die Säureproduktion medikamentös gedrosselt, z. B. durch Protonenpumpeninhibitoren, werden die Kapazitäten des Körpers für den Säure-Ausgleich sogar vermindert.

Sauer oder basisch – woran liegt's?

Sie werden sich jetzt zu Recht fragen, wie man säurebildende und basische Lebensmittel unterscheiden kann. Welche Inhaltsstoffe sind für die Wirkung im Stoffwechsel verantwortlich?

Eiweißreiche Lebensmittel erzeugen im Körper immer eine gewisse Säurelast. Trotzdem ist eine gute Eiweißversorgung unerlässlich für den Körper und für die Knochengesundheit. Eiweiß zu meiden wäre also der völlig falsche Weg. Eine rein basische Ernährung ginge mit einem Eiweißmangel einher, und das wäre alles andere als gesund. Neben Eiweiß verstärkt auch ein hoher Phosphatgehalt die Säurebildung im Körper. Zusätzlich kann eine hohe Kochsalzzufuhr die Niere belasten und so die Säureausscheidung erschweren.

Basische Lebensmittel enthalten reichlich Mineralstoffe wie Kalzium, Kalium oder Magnesium. Glücklicherweise liegen diese Mineralien in den Lebensmitteln gleich in der passenden chemischen Form vor. Passend bedeutet einerseits, dass sie recht gut vom Körper aufgenommen werden können. Andererseits können solche organischen Verbindungen wie z. B. Kalziumlaktat oder Kaliumcitrat bei der Verarbeitung im Körper Säureteilchen aufnehmen und so die Neutralisation überschüssiger Säure effektiv unterstützen.

PRAL-Werte

Wenn man jetzt die Säurelast bzw. das BasenPotenzial von Lebensmitteln kennen möchte, geben die sogenannten PRAL-Werte eine gute Hilfestellung. PRAL steht für die potentielle renale Säurelast (auf Englisch: Potenzial renal acid load) und gibt an, wie viel Säure die Niere nach dem Verzehr und der Verstoffwechselung eines Lebensmittels voraussichtlich ausscheiden muss. Oder wie viel BasenPotenzial nach der Verarbeitung eines Lebensmittels im Körper übrig bleibt, um den Säure-Basen-Haushalt zu entlasten. Für die PRAL-Werte gibt es eigene Tabellen, im Internet und in Büchern. Genau berechnen müssen Sie Ihre Mahlzeiten jetzt aber nicht. In der Grafik »PRAL-Werte« finden Sie die Zuordnung wichtiger Lebensmittelgruppen für einen ersten Überblick.

Gleichgewicht anstreben

Es geht also nicht in erster Linie um die Menge an Eiweiß in der Nahrung, sondern um einen Ausgleich. Je mehr Eiweiß Sie verzehren, desto mehr basischer Ausgleich ist nötig. Natürlich wird es bei einer zu großen Menge an eiweißreichen Lebensmitteln irgendwann schwierig, für ausreichend basischen Ausgleich durch Lebensmittel zu sorgen. Aber so ist das Prinzip.

Es ist nicht erforderlich, bei den Lebensmittelkombinationen die PRAL-Werte immer hundertprozentig auszugleichen. Einen leichten

Faustregel: Wenn Sie eine Portion eines Lebensmittels aus der linken Spalte der Liste essen, nehmen Sie immer zwei Portionen eines Lebensmittels aus der rechten Spalte dazu. Das ist ein guter Ausgleich, und Sie müssen nicht rechnen. Die nach PRAL neutralen Milchprodukte helfen beim Erreichen der empfohlenen Kalziumzufuhr ohne Säurelast.

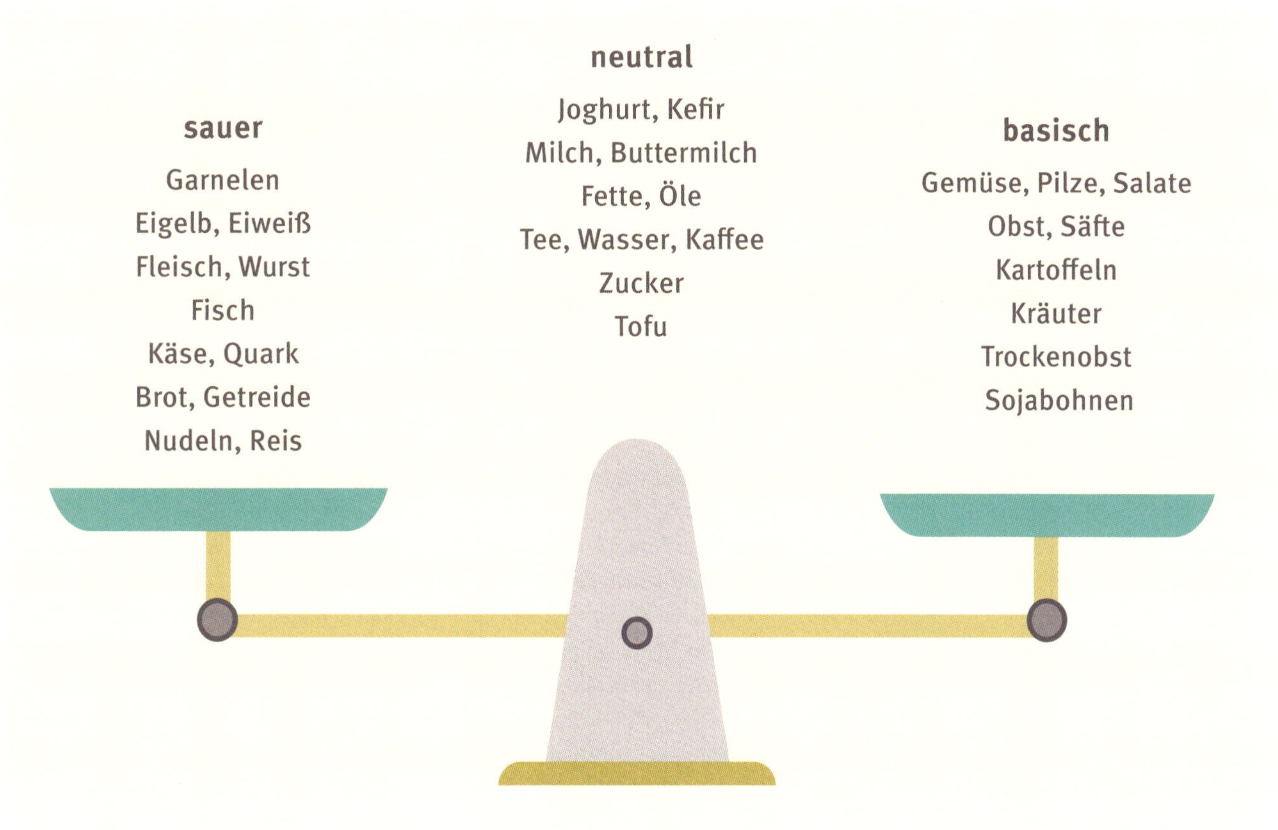
neutral
Joghurt, Kefir
Milch, Buttermilch
Fette, Öle
Tee, Wasser, Kaffee
Zucker
Tofu
sauer
Garnelen
Eigelb, Eiweiß
Fleisch, Wurst
Fisch
Käse, Quark
Brot, Getreide
Nudeln, Reis
basisch
Gemüse, Pilze, Salate
Obst, Säfte
Kartoffeln
Kräuter
Trockenobst
Sojabohnen

Säureüberschuss kann die Niere im Normalfall ausscheiden. Auch muss nicht jede einzelne Mahlzeit ausgeglichen sein, nicht einmal jeder Tag für sich. Es geht um Ausgleich und Gleichgewicht über längere Zeit. Der Säureüberschuss sollte aber nicht zu ausgeprägt sein, um die Kompensationsmechanismen nicht zu überlasten. Entsteht hingegen ein Basenüberschuss, ist das kein Problem. Damit kann der Körper viel besser umgehen als mit einem permanenten Säureüberschuss.

Säurelast

Je mehr Eiweiß ein Lebensmittel enthält, desto höher ist die Säurelast. Die meisten tierischen Lebensmittel (Fleisch, Fisch, Ei, Käse, Quark) enthalten besonders viele schwefelhaltige Aminosäuren. Dies sind lebensnotwendige Eiweißbestandteile, die mit einer besonders hohen Säurelast einhergehen. Auch Getreideprodukte wie Brot, Nudeln, Reis, Hirse, Couscous, Bulgur etc. sowie die meisten Hülsenfrüchte (Linsen, Erbsen, Kichererbsen) lassen einen Säureüberschuss im Körper entstehen.

Basenpotenzial

Besonders viele Basenstoffe liefern Gemüse, Obst (insbesondere Trockenfrüchte), Kartoffeln, Pilze, Blattsalate und Kräuter. Auch Frucht- und Gemüsesäfte zählen zu den Basenlieferanten. Pflanzliche Eiweißlieferanten wie z. B. Hülsenfrüchte erzeugen eine geringere Säurelast oder enthalten zum Teil sogar so viele basische Mineralien, dass trotz des Eiweißanteils sogar ein Basenüberschuss bleibt. So wirken z. B. Soja- und andere Bohnen basisch.

Zusätzlich kann Mineralwasser eine hervorragende Quelle für Basenstoffe sein. Hier ist insbesondere ein hoher Gehalt an Hydrogencarbonat (HCO_3) wünschenswert (Seite 46).

Neutrale Produkte

Einige Milchprodukte wie die Milch selbst, Joghurt, Kefir oder Buttermilch enthalten Eiweiß und Mineralstoffe in einem ausgewogenen Verhältnis und sind somit für die Säure-Basen-Balance neutral. Fette und Öle sowie Zucker und Wasser haben ebenso keinen Einfluss auf das Säure-Basen-Gleichgewicht. Gerade beim Zucker mag das erstaunen, denn sehr oft wird Zucker verdächtigt, eine Übersäuerung zu fördern. Für viele Süßigkeiten ist das auch der Fall, aber nicht für den Zucker an sich. Im Umkehrschluss heißt das aber keinesfalls, dass Zucker in uneingeschränkter Menge gesund ist. Die PRAL-Werte und die Säure-Basen-Wirkung im Körper sind eben nur eine Sicht auf die Effekte von Nahrungsmitteln, das große Ganze darf dabei nicht aus dem Blick geraten.

Kombinieren Sie ausgewogen!

Was passiert jetzt also, wenn Sie Ihren kalziumreichen Käse oder Quark mit Brot kombinieren? Im Körper entsteht eine Säurelast. Ist der Käse Bestandteil eines giechischen Salates mit Tomaten, Paprika, Gurke und Zwiebeln, dann ist es ein ausgewogenes Gericht. Das Gleiche gilt für Pellkartoffeln mit Quark, da bleibt sogar ein Basenüberschuss. Das sind nur zwei Beispiele.

Sie müssen also Käse keinesfalls meiden, sondern durch Gemüse und Obst ergänzen. Auch Fisch und Fleisch sind wertvoll, sollen aber nicht täglich auf den Teller kommen und am besten mit Kartoffeln und Gemüse oder Salat kombiniert werden. Und wenn Sie Nudeln oder Reis essen wollen, dann gerne Gemüsenudeln, Brokkolinudeln, Champignonreis, Tomatenreis und so weiter. Da können Sie Ihrer Phantasie freien Lauf lassen. Viele bekannte Gerichte haben schon die Idee des Säure-Basen-Ausgleichs in sich – zum Beispiel Caprese (Tomate-Mozzarella). Rechnet man dieses

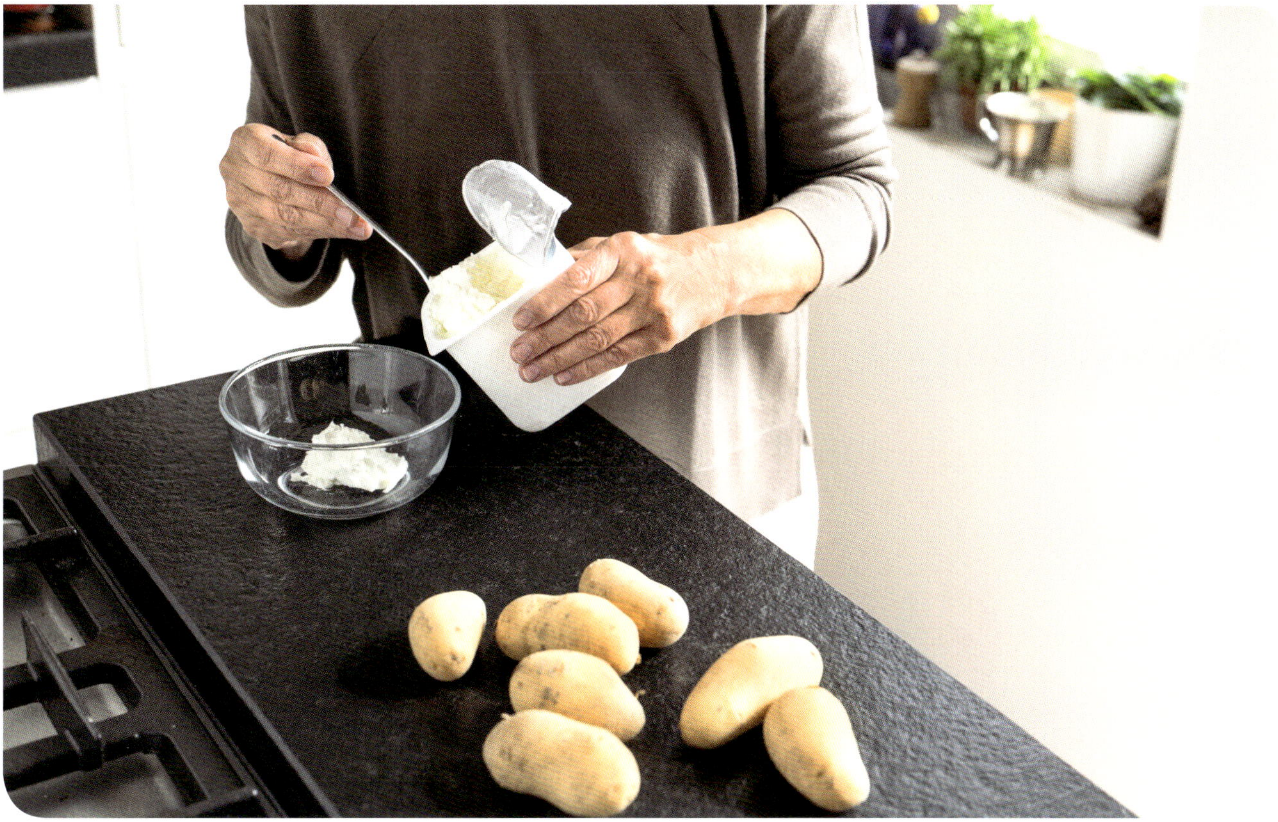

Gericht nach PRAL-Werten aus, bräuchte man gut 300 g Tomaten für 125 g Mozzarella. Hier und auch für viele andere Gerichte gilt: Bei der Gemüsemenge darf es immer auch mehr sein als gewohnt. Lassen Sie sich vom Rezeptteil inspirieren.

Vorteile der Säure-Basen-Balance

Bei langfristig säurelastiger Ernährung (viel Eiweiß mit wenig basischem Ausgleich) werden nicht nur die Puffersysteme und die Niere überlastet. Es kommt auch zu einer erhöhten Kalziumausscheidung über die Niere. Andersherum: Wenn Sie mehr kalium- und magnesiumreiche Lebensmittel wie Gemüse und Obst essen, werden diese Mineralien für den Säure-Basen-Ausgleich eingesetzt. Es bleibt mehr Kalzium im Körper und kann in die Knochen eingebaut werden.

So gelingt die Ernährungsumstellung

»Gewohnheit ist die zweite Schwerkraft«, heißt es. Es scheint schwer, etwas in seinem Leben zu verändern. Und es klingt anstrengend. Aber kann Neues auch leicht gehen und Freude machen? Ja, das ist möglich!

Ernährungsumstellung: Schritt für Schritt

Sie haben gelesen, wie eine knochengesunde Ernährung aussehen kann. Aber wie sollen Sie das alles umsetzen? Ganz einfach: eins nach dem anderen. Sicher haben Sie nicht nur Dinge erkannt, die Sie ändern müssten. Bestimmt haben Sie auch vieles entdeckt, was Sie schon lange genau richtig machen. An dieser Stelle ist schon mal kein Änderungsbedarf.

Aber Sie haben auch Knochenungesundes entdeckt? Prima, dann kennen Sie jetzt Ihr Verbesserungs-Potenzial. Und damit lässt sich arbeiten. Sie sollten jetzt aber nicht alles auf einmal ändern. Die Welt und das Leben an einem Tag auf den Kopf zu stellen, das klingt wirklich anstrengend. Und der Erfolg könnte ausbleiben. Gehen Sie es langsam an, dann wird es langfristig gut.

Was fällt Ihnen spontan als Erstes ein, was Sie leicht verändern könnten? Gut, damit fangen Sie an.

Ernährungsumstellung – ein Beispiel

Angenommen, Sie sind ein »Brot-Frühstücker« und können sich überhaupt nicht vorstellen, morgens etwas anderes zu essen als Brot mit Wurst, Käse oder Marmelade. Dabei wäre Käse ja schon ein guter Anfang. Erster Schritt: Sie wählen öfter Käse statt Wurst und werten das belegte Brot mit einer Tomate, ein paar Gurkenscheiben oder einem Apfel auf. Zweiter Schritt: Sie ersetzen eine von zwei Scheiben Brot zum Frühstück durch ein Schälchen Joghurt mit frischem Obst. Ein dritter Schritt kann folgen, muss aber nicht. Falls Sie jedoch mal etwas ganz Ungewöhnliches frühstücken wollen, dann probieren Sie eine Porridge-Variante (Seite 86) oder das Bauernomelett (Seite 84) .

Ein neues Rezept ausprobieren, mal statt Marmeladenbrot ein neues Frühstück testen, alles prima. Und wenn es klappt und schmeckt, dann machen Sie den nächsten Schritt.

So ist das gemeint: Suchen Sie sich im ersten Schritt etwas aus, was schon ganz gut passt, und machen Sie es noch besser. Im zweiten Schritt probieren Sie eine weitere Teil-Veränderung. Und vielleicht schmeckt Ihnen dann ja auch mal was ganz »verrückt Knochengesundes«.

Der Zeit- und Lustfaktor

Keine Zeit fürs (gesunde) Kochen? Das wäre sehr schade, denn gesundes Kochen muss nicht länger dauern als gewohntes. Rationelles Arbeiten hilft. Sie können z. B. TK-Gemüse verwenden oder auf Vorrat produzieren und einen Teil einfrieren. Einmal Hülsenfrüchte kochen und verschiedene Gerichte daraus zaubern oder einige Portionen »pur« in die Tiefkühltruhe geben fürs nächste Mal. Im Rezeptteil finden Sie auch viele schnelle Gerichte, einfach mal ausprobieren!

Sie haben keine Lust zu kochen oder für sich allein zu kochen? Auch das wäre sehr schade, denn die Zeit für gesundes Essen ist gut investiert, wenn Sie »es sich wert« sind.

Beobachten Sie Veränderungen

Wenn Sie vieles an Ihren Essgewohnheiten verändern, kann das Auswirkungen haben – wünschenswerte oder auch ungewollte. Ändern Sie darum Schritt für Schritt und nicht alles auf einmal, dann kann sich der Körper besser daran gewöhnen.

Gewicht: Wenn sich das Gewicht in die gewollte Richtung verändert und es Ihnen gelingt, wie geplant mit einer Ernährungsumstellung ab- oder zuzunehmen, ist alles bestens. Sollten Sie aber zu- oder abnehmen, ohne dass Sie das wollten, müssen Sie handeln. Daher sollten Sie das Gewicht regelmäßig überprüfen und sich zum Beispiel einmal in der Woche auf die Waage stellen. Dann könnten Sie bei Bedarf frühzeitig reagieren.

Verdauung: Beim Verzehr von ungewohnten Lebensmitteln kann sich die Verdauung ändern. Vielleicht ist das gerade positiv und angenehm, denn eine gesunde Ernährung kann langfristig die Verdauung regulieren und vorhandene Verdauungsbeschwerden lindern. In der Umstellungsphase könnten aber auch »Nebenwirkungen« auftreten, bis sich der Körper dran gewöhnt hat.

Tritt Verstopfung auf, ist oft eine zu geringe Trinkmenge die Ursache. Gemüse, Hülsenfrüchte und Kartoffeln enthalten neben Mineralien auch wertvolle Ballaststoffe, und diese brauchen Flüssigkeit, um zu quellen und ihre verdauungsfördernde Wirkung zu entfalten. Daher sollten Sie über den Tag verteilt 1,5 bis 2 Liter Flüssigkeit trinken, am besten gleich knochengesundes Mineralwasser.

Blähungen können eventuell auch durch ungewohnte Mengen an Gemüse und Milchprodukten verursacht werden. Hier können Gewürze helfen. Gemahlenen Kümmel beispielweise können Sie mit fast jedem Gemüse kombinieren, insbesondere bei Kohlgemüse ein hilfreiches Hausmittel. Oder Sie trinken mal einen Fenchel-

oder Kümmeltee zwischendurch, auch das hilft sehr gut.

Durchfälle sollten nicht entstehen und könnten bei längerem Anhalten ein Hinweis auf eine Unverträglichkeit sein. Hier wäre z. B. der Milchzucker ein möglicher »Verdächtiger«. Überlegen Sie, welches Lebensmittel besonders ungewohnt für Sie war, und lassen es an den nächsten Tagen weg.

Wichtig ist: Die meisten Beschwerden legen sich nach wenigen Tagen. Geben Sie dem Körper Zeit, sich an die neuen knochengesunden Speisen zu gewöhnen. Und wenn Sie nicht alles auf einmal umstellen, sondern Schritt für Schritt vorgehen, treten wahrscheinlich gar keine Beschwerden auf.

Professionelle Ernährungsberatung

In diesem Buch finden Sie viele Informationen und Tipps dafür, Ihr Essen und Leben knochengesund zu gestalten. Trotzdem ist und bleibt es immer eine Herausforderung, Gewohnheiten zu ändern. Darum müssen Sie das nicht allein bewerkstelligen und durchstehen, Sie können sich helfen lassen. Um mehr Bewegung in Ihr Leben zu bringen, gibt es Hilfe bei Physiotherapie, Bewegungskursen und speziellem Reha-Sport bzw. Funktionstraining bei Osteoporose. Dazu mehr im Kapitel über Selbsthilfegruppen (Seite 29).

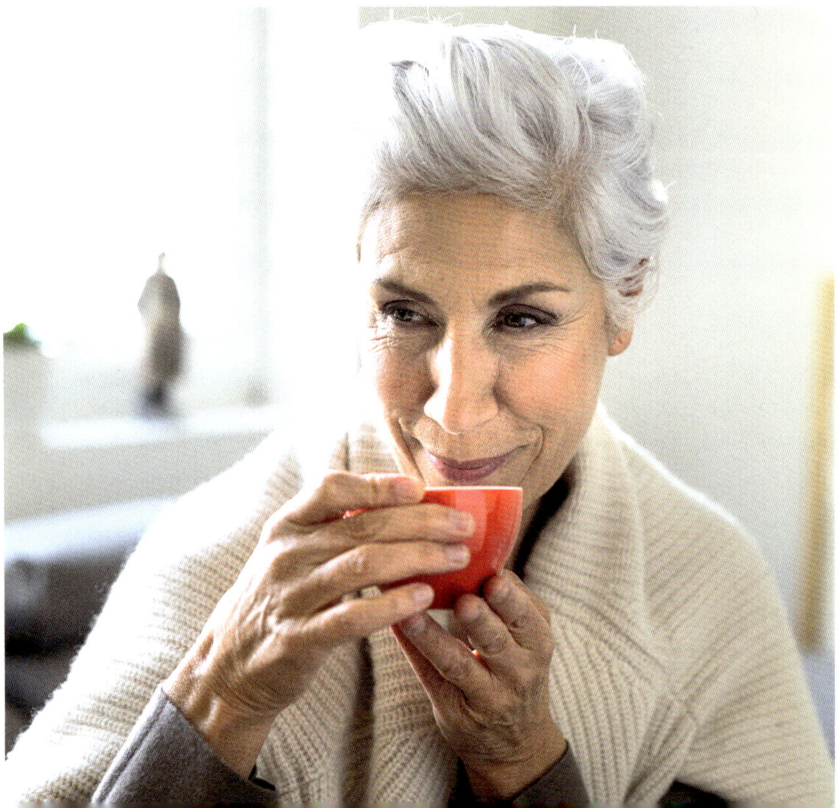

Auch im Ernährungsbereich können Sie sich helfen lassen. Bei einer professionellen Ernährungsberatung kann eine zertifizierte Fachkraft (z. B. Diätassistentin, Diätologe, Oecotrophologin, Ernährungswissenschaftler) die Nährstoffzufuhr anhand eines Ernährungstagebuches berechnen und Sie präventiv wie therapeutisch dabei unterstützen, Defizite zu erkennen und zu beheben.

Wenn Sie vorbeugend für stabile Knochen aktiv werden wollen, können Sie einen zertifizierten Präventionskurs besuchen. Auch präventive Einzelberatungen sind möglich. Für Osteoporose-Betroffene gibt es Angebote für therapeutische individuelle Ernährungsberatung.

Finanzierung von Ernährungsberatung

Überall gibt es Möglichkeiten, von den Krankenkassen Zuschüsse zu erhalten.

In Deutschland gibt es z. B. für präventive Gruppenkurse und präventive Einzelberatungen von den meisten gesetzlichen Krankenkassen eine zumindest anteilige Kostenerstattung. Voraussetzung ist, dass Kurskonzept und Kursleiter zertifiziert und in einer bundesweiten Datenbank registriert sind. Solche erstattungsfähigen Knochengesund-essen-Kurse finden Sie zum Beispiel auf der Webseite Ihrer Krankenkasse unter »Präventionskurse« oder »Kurssuche«. Die Erstattungsbeträge variieren, die Details kann man bei der eigenen Krankenkasse erfragen.

Osteoporose-Betroffene können sich von Arzt oder Ärztin eine Verordnung für eine Ernährungsberatung ausstellen lassen, eine sogenannte Notwendigkeitsbescheinigung. Zusätzlich brauchen Sie einen Kostenvoranschlag von einer anerkannten Ernährungsfachkraft. Diese Unterlagen reichen Sie schon vor der Beratung bei der Krankenkasse zur Genehmigung ein. So wissen Sie schon vor der Inanspruchnahme, mit welcher Kostenerstattung Sie rechnen können und welche Kosten von Ihnen selbst getragen werden müssen. Auch für Privatversicherte ist es ratsam, bezüglich einer Kostenerstattung bereits im Vorfeld mit der entsprechenden Versicherung Kontakt aufzunehmen. Hier ist die Handhabung recht unterschiedlich und auch abhängig vom Versicherungsvertrag.

In der Schweiz sind bestimmte Leistungen für Ernährungsberatungen in der Grundsicherung enthalten. Hier können ausschließlich Dipl. Ernährungsberaterinnen FH und HF Ernährungsberatungen nach ärztlicher Verordnung direkt mit den Kostenträgern abrechnen. Für Osteoporosebetroffene kann eine Ernährungsberatung über die Diagnosegruppe Fehl- sowie Mangelernährung erfolgen.

In Österreich bieten einige Gesundheitskassen Ernährungsberatungen in ihren Geschäftsstellen an. Auch der sogenannte »Gesundheitshunderter«, ein Gutschein mancher Versicherer, kann für Ernährungsberatungen durch zertifizierte Diätologen eingelöst werden.

In allen drei Ländern ist empfehlenswert, sich beim Arzt, bei der Krankenkasse oder direkt bei den entsprechenden Ernährungsfachkräften über Kosten, Zuschüsse und Finanzierungsmodelle zu informieren.

Was bringt eine Ernährungsberatung?

In einem Ernährungskurs oder im Rahmen einer individuellen Ernährungsberatung kann die Zufuhr von Kalzium und anderen Nährstoffen mithilfe von Ernährungsprotokollen überprüft werden. Diese Berechnung gibt konkrete Hinweise, ob und wie eine Optimierung der Essgewohnheiten erfolgen sollte. Gemeinsam mit qualifizierten Ernährungsfachkräften können Sie besprechen, durch welche konkreten Maßnahmen die empfohlene Nährstoffzufuhr erreicht werden kann, ob eine Ergänzung in Form von Präparaten nötig ist und in welchem Maße. Auch andere Fragestellungen können hier besprochen werden, etwa der Umgang mit Nahrungsmittel-Unverträglichkeiten, Allergien, Verdauungs- oder Stoffwechselproblemen sowie mit Appetitlosigkeit oder die Bekämpfung von Untergewicht. Insbesondere bei speziellen Ernährungsformen oder wenn zusätzlich zur Osteoporose noch andere Erkrankungen berücksichtigt werden müssen, kann professioneller Rat besonders hilfreich sein. Im Serviceteil (Seite 145) sehen Sie, wo Sie anerkannte Ernährungsfachkräfte finden können.

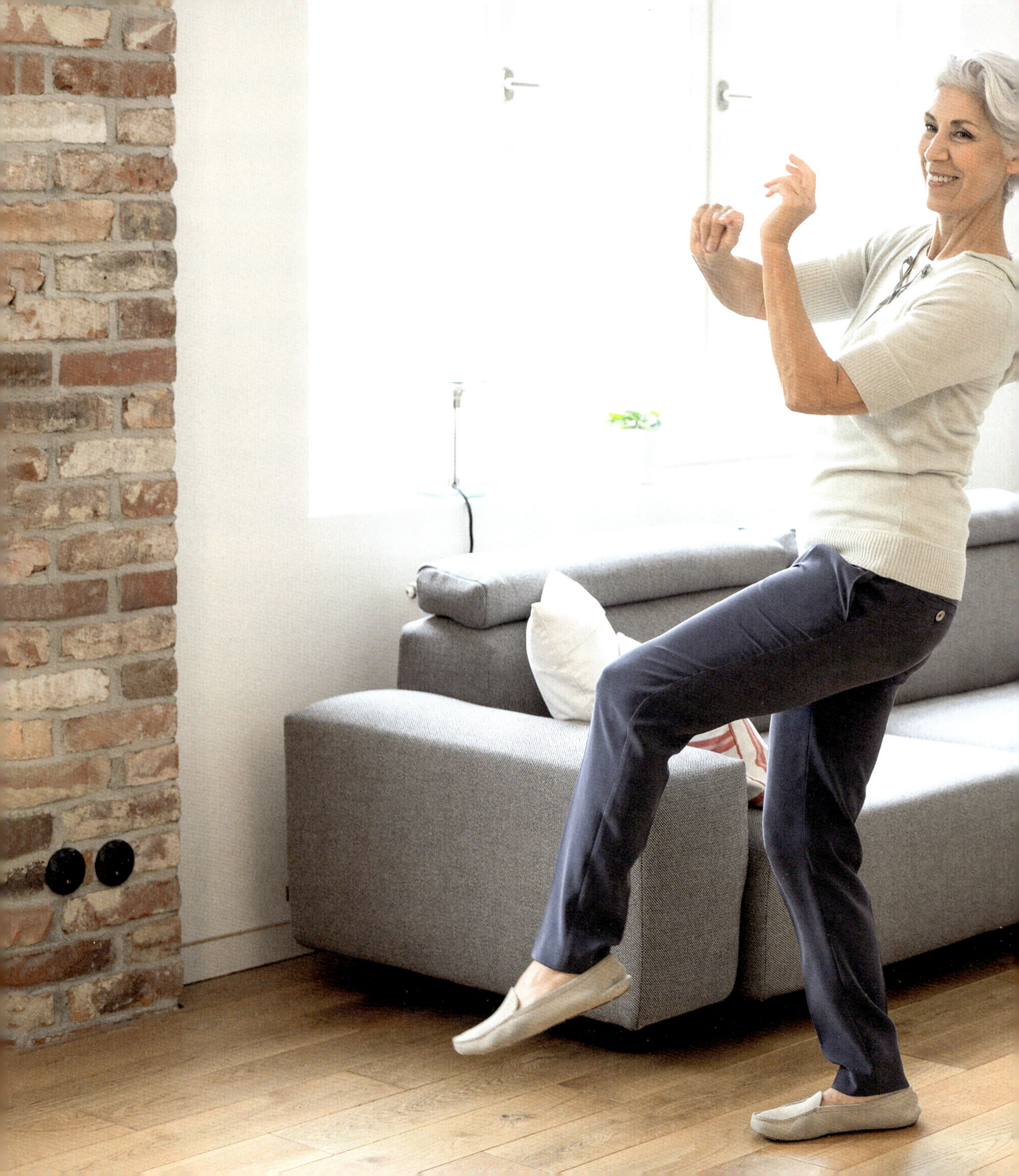

Ihr Bewegungsprogramm für starke Knochen

Die richtige Ernährung bei Osteoporose ist wichtig, doch sie allein fördert das Knochenwachstum nicht ausreichend. Eine gesunde Mischung aus guter Ernährung und Bewegung ist nötig, um die Knochenzellen anzuregen.

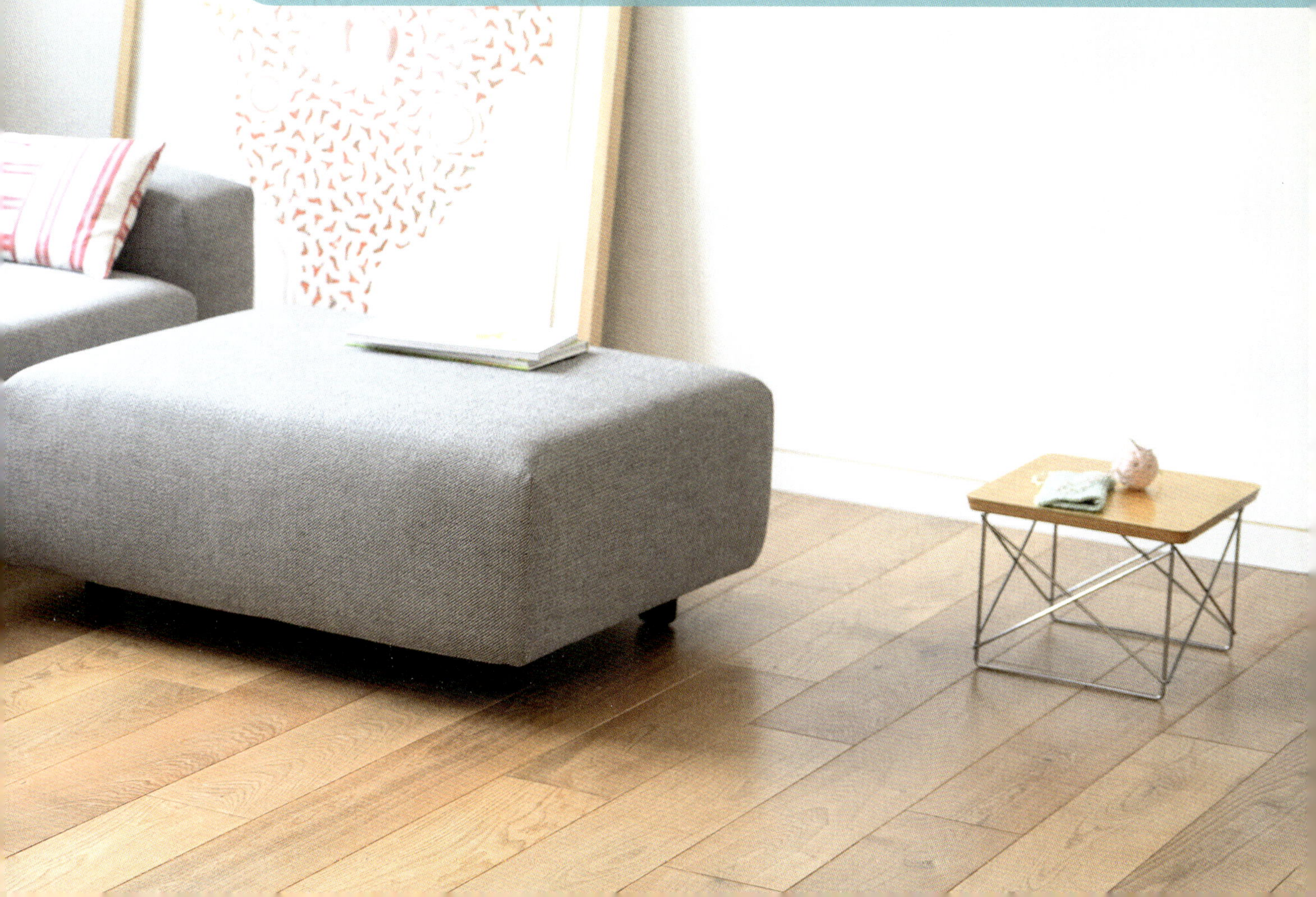

Sturzgefahr minimieren

Im Alltag ist Bewegung das A und O. Sie sollten in Bewegung bleiben! Um die Knochenbruchgefahr durch Stürze zu minimieren, können Sie einiges tun.

Im Laufe des Lebens verändert sich der Körper, abhängig von Beruf, Ernährung, Alter und sportlichem Verhalten. Das Gleichgewicht und damit die Standfestigkeit lassen nach. Aber wir wissen uns ja zu helfen: So wird die Hose im Sitzen ausgezogen, die Füße nicht mehr im Stehen abgetrocknet, beim Treppensteigen das Geländer benutzt etc. Doch halt! Dies sind die ersten Warnstufen, dass Sie sturzgefährdet sind, nun sollten Sie aktiv werden. Gerade bei Osteoporose kann ein Sturz zu lebensgefährlichen Brüchen führen.

Das Gleichgewicht setzt sich aus 5 Faktoren zusammen, die wie die Zahnräder einer Uhr ineinandergreifen müssen.

Die 5 Faktoren für das Gleichgewicht

Die Füße

Sie tasten in Sekundenschnelle die Unterlage, auf der wir stehen, ab und melden die Information ans Gehirn. So wissen wir z. B. beim Schuheanziehen, ohne hinzuschauen, ob uns ein Kieselstein oder eine Tannennadel in den Fuß piekt. Dazu müssen die Füße gut beweglich sein. Durch Polyneuropathien (Nervenschäden), steife Gelenke, Hallux valgus (Ballenzeh) etc. wird diese Fähigkeit im Alter häufig eingeschränkt.

Stabilität im Rumpf

Beim Pilates nennt man es das »power house«, in der Neurologie die »core stability«. Gemeint sind unsere Bauchmuskeln, die in Zusammenarbeit mit den Rückenmuskeln unser Zentrum aufrecht halten. Schlechte Haltung führt zum Verlust dieser Stabilität.

Das Hörvermögen

Unsere Ohren lassen uns am aktiven Leben teilnehmen. Sie helfen uns dabei, Gefahren, die von der Seite oder von hinten kommen können, einzuschätzen. So hören wir z. B. die Fahrradklingel schon von Weitem und können ausweichen. Autos werden registriert und man passt beim Überqueren der Straße besser auf. Lässt unser Hörvermögen nach, werden wir unsicherer. Das Gleichgewicht leidet.

Das Sehvermögen

Mit den Augen orientieren wir uns im Raum. Eine wichtige Fähigkeit in Bezug auf das Gleichgewicht, da wir über die Augen Abstände einschätzen, unsere Kopfhaltung kontrollieren, Stolperfallen erkennen, etc. Werden die Augen schlechter, wird der ganze Mensch unsicherer.

Das Gehirn

Es nimmt von allen Abteilungen die Informationen auf und verarbeitet diese.

Sturzursachen frühzeitig angehen

Nützliche Ratschläge zur Sturzprävention im häuslichen Umfeld finden Sie im Kapitel »Sturzvorbeugung und Sturzvermeidung« (Seite 28). Hier geht es darum, frühzeitig kleine Probleme anzugehen. Gegen eine Brille haben die meisten Menschen noch nichts einzuwenden, anders sieht es da beim Hörgerät aus. »Das brauche ich doch nicht!« ist die Standardantwort vieler Patienten in meiner Praxis, obwohl ich sie bereits anschreien muss, um mich verständlich zu machen. Hier ist der Hörgeräteakustiker der richtige Ansprechpartner.

Tipps für gesunde Füße

- Achten Sie auf gutes Schuhwerk. Die Sohle sollte biegsam sein, die Zehen ausreichend Platz haben.
- Wechseln Sie öfter am Tag die Schuhe, der Fuß mag Abwechslung.
- Laufen Sie barfuß, d. h. auch ohne Socken. In vielen Kurgebieten finden sich Fußparcours, wo der Fuß unterschiedliche Untergründe erkunden kann.
- Rollen Sie Ihre Füße regelmäßig über einen Igelball, einen Faszienball oder ähnliches.
- Gönnen Sie Ihren Füßen ab und zu ein entspannendes Fußbad mit anschließender Massage.
- Stecken Sie einen Stift zwischen den großen und den zweiten Zeh und malen Sie ein Bild mit dem Fuß.
- Transportieren Sie kleine Gegenstände mit den Zehen (Wäscheklammern, Kastanien, Tücher etc.) oder heben Sie Heruntergefallenes mit den Füßen auf.
- Stellen sie sich öfter hüftbreit auf beide Füße und nehmen diese bewusst wahr. Wo spüren Sie Ihr Gewicht – gleichmäßig verteilt auf den Zehen und der Ferse? Haben Ihre Fußaußenkanten Druck oder kippen die Füße nach innen weg? Schmerzt etwas am Fuß und lässt sich das durch Bewegung verändern?
- Vermeiden Sie Übergewicht, da jedes Kilo zu viel von den Füßen getragen werden muss.

Kurz gesagt: Gönnen Sie Ihren Füßen Aufmerksamkeit!

Tipps für die Rumpfstabilität

Die Bandscheiben werden mit zunehmendem Alter flacher, der Mensch wird kleiner. Dadurch lässt die Spannung der Muskulatur in Bauch und Rücken nach. Die Aufrichtung gegen die Schwerkraft wird schwieriger und anstrengender. Viele versuchen, dies über die Arme auszugleichen, indem sie die Hände auf den Rücken legen oder das Gewicht des Oberkörpers nach hinten verschieben, um wieder geradeausschauen

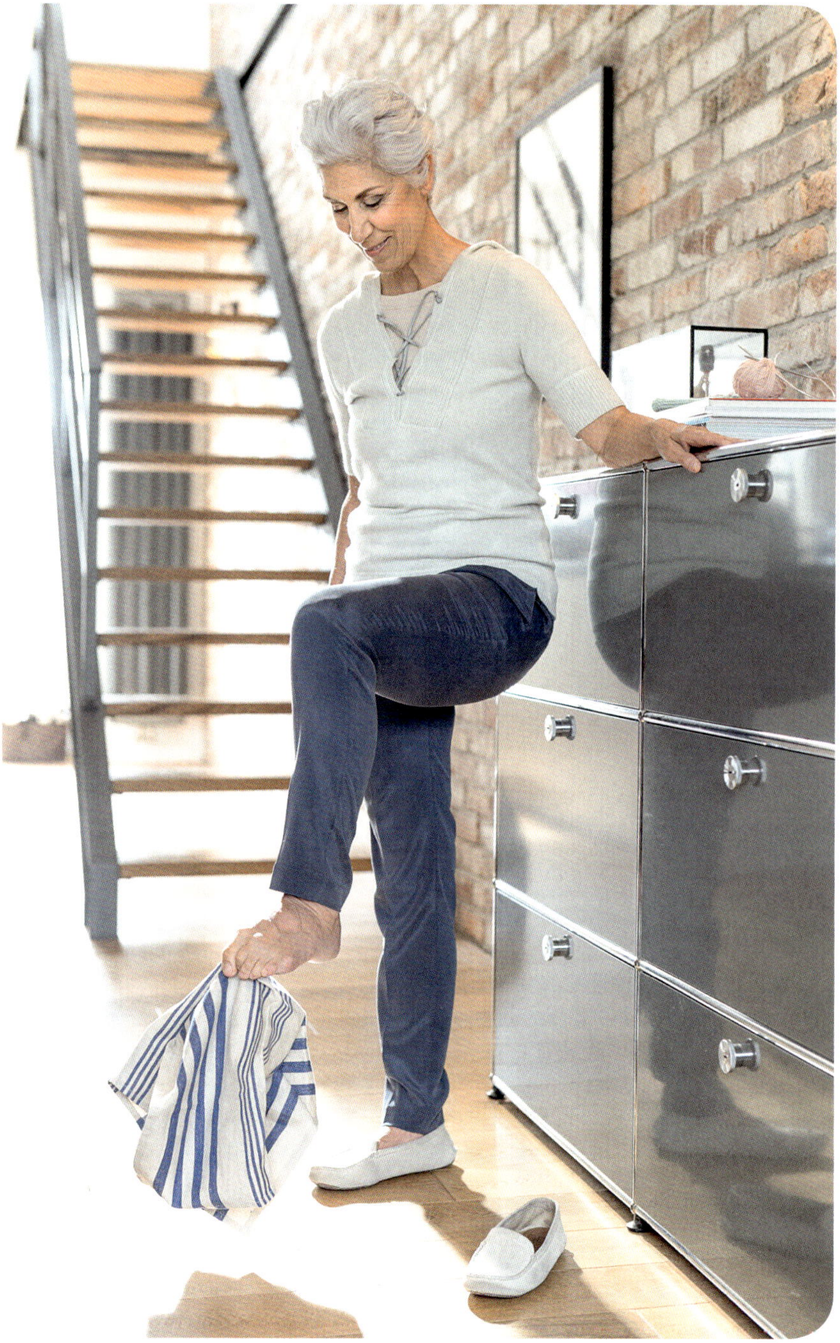

zu können. Dies führt jedoch zu erhöhter Sturzgefahr, da sich der Körper nicht mehr im Lot befindet. Es ist wie bei einem Turm, bei dem die Steine nicht genau übereinanderstehen: Er kippt um. Deshalb jetzt ein paar Tipps für die Rumpfstabilität:

- Stellen Sie sich vor, Sie hätten eine Kette mit einem wunderschönen Anhänger umhängen. Strecken Sie Ihr Brustbein nach oben, damit jeder Ihren Anhänger gut sehen kann. Aber Vorsicht: Dies ist eine sehr kleine Bewegung, die aus der Brustwirbelsäule kommt. Der Kopf darf die Bewegung nicht einleiten. Wenn Sie es richtig machen, strafft sich der Bauch ein kleines bisschen. Der Rumpf wird stabil.
- Ziehen Sie im Stehen Ihren Bauch für kurze Zeit maximal ein. Jetzt müssen Sie die Luft anhalten oder sehr flach atmen, es ist also zu viel Spannung. Als Nächstes probieren Sie, den Bauch nur ein wenig einzuziehen, gerade so, dass Sie noch Spannung spüren, aber bequem weiteratmen können. Das ist die Spannung, die man braucht, um stabiler zu werden.
- Lehnen Sie sich an eine Wand, die Füße stehen so dicht es geht an der Wand. Versuchen Sie zu spüren, wo der Rücken die Wand berührt und wo es Lücken gibt. Jeder Mensch hat eine doppelt

S-förmig geschwungene Wirbelsäule. Ein Hohlkreuz ist also gesund und normal. Wenn Sie gerade an der Wand stehen, können Sie den unteren Rücken sowie den Nacken nicht spüren. Jetzt machen Sie einen Schritt mit beiden Füßen nach vorne, bleiben aber mit dem Rücken an der Wand. Nun können Sie spüren, wie die Muskeln lockerer werden. Sie können in dieser Position den Bauch einziehen und den Rücken flach an der Wand ablegen. Danach wieder in die Anfangsstellung zurückgehen. Diese müsste jetzt leichter zu halten sein.

- Versuchen Sie Alltagsaktivitäten (z. B. Aufstehen aus dem Bett oder vom Stuhl) in Zeitlupe auszuführen, das braucht mehr Kraft und Rumpfkontrolle.
- Wer noch fit auf den Beinen ist, kann »Skispringer« spielen: Strecken Sie sich so weit Sie können durch und verlagern Sie Ihr Gewicht nach vorne, ohne umzukippen, also wie ein Skispringer beim Absprung.

Kontrolle der Körperachsen

Stellen Sie sich gerade vor den Spiegel und betrachten Sie Ihre Körperlinien. Um diese Linien besser kontrollieren zu können, hängen Sie einen Faden mit einem kleinen Gewicht (ein Kugelschreiber reicht) in der Mitte des Spiegels auf. Jetzt stellen Sie sich hüftbreit vor den Spiegel. Der Faden sollte nun auf Ihre Mittellinie treffen, d. h. die Nase und der Bauchnabel befinden sich auf Ihrem Faden. Jetzt vergleichen Sie die rechte Körperhälfte mit der linken. Sie können sowohl unten als auch oben beginnen.

Hier ein Beispiel für von oben nach unten:

- Ist der Kopf gerade?
- Sind die Schultern gleich hoch?
- Befinden sich die Brustwarzen auf einer Höhe?
- Hängen die Arme gleichmäßig herunter?
- Schauen die Daumen nach vorne?
- Sind die Knie gestreckt?
- Sind Ihre Füße gleich weit vom Faden entfernt?
- Schauen beide Füße nach vorne?

Wenn Sie Unregelmäßigkeiten entdecken, versuchen Sie, diese durch kleine Bewegungen auszugleichen, bis Sie zufrieden mit Ihrem »Körperturm« sind.

Stimmt die Ansicht von vorne, dann dürfen Sie sich seitlich zum Spiegel stellen. Jetzt wird vorne mit hinten verglichen. Im Idealfall fällt Ihr »Fadenlot« auf die Mitte des Schultergelenks, die Mitte des Beckens

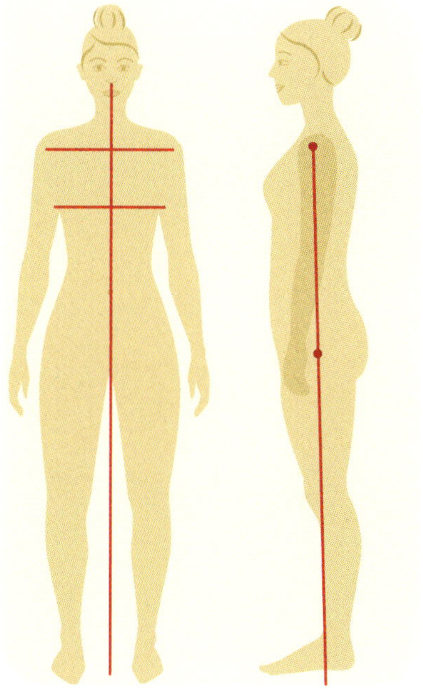

Körperachsen

und das Kniegelenk. Stimmt es nicht so ganz, dann versuchen Sie erneut, über kleine Bewegungen oder Gewichtsverlagerung möglichst nah an das optimale Lot heran zu kommen.

Alle Übungen sollen die Körperhaltung verbessern, dazu müssen sie aber regelmäßig durchgeführt werden. Üben Sie sich in Geduld, denn die Muskelkraft braucht ca. 6 Wochen, um sich zu verbessern. Eine gute Haltung entsteht nicht über Nacht!

Sport und Training bei Osteoporose

Auf das Wie kommt es an: Wenn es um die Knochenstärkung geht, sind manche Sportarten besser geeignet als andere. Und Sie können gezielt trainieren.

Wenn es darum geht, die Knochen zu stärken, spielt Krafttraining eine größere Rolle als Ausdauertraining, da der Knochen nur wächst, wenn er sich mit der Schwerkraft aktiv auseinandersetzen muss. So erklärt sich auch, dass liegende Ausgangsstellungen beim Training nur bedingt geeignet sind. Auch Sportarten wie Schwimmen (dabei wird das Gewicht vom Wasser getragen) oder Radfahren (das Gewicht ruht auf dem Sattel) sind nicht optimal für den Knochenzuwachs. Gymnastik, Tanzen, Fitness etc. sollten Sie zu ihrem täglichen Training mindestens zweimal pro Woche betreiben. Geht dies nicht, bieten verschiedene Fernsehsender meist morgens ein buntes Programm zum Mitmachen an und auch im Internet gibt es unzählige Angebote.

Auch wenn manche Sportarten nicht ideal für den Knochenaufbau sind, sind sie immer noch besser, als der Verzicht auf Bewegung. Außerdem lassen sich viele dem Körper anpassen. Hier helfen Ihnen die Trainer der Sportstätten mit Sicherheit weiter. Wie die Erfahrung gezeigt hat, führt man eine Sportart nicht lange aus, wenn man jedes Mal nach dem Training Schmerzen hat und sich überlastet fühlt oder die Muskulatur mit heftigem Muskelkater reagiert.

Grundsätzlich gilt also: Jede Art von Sport ist besser als keiner. Allerdings sollten Sie bei der Auswahl darauf achten, dass das Training Spaß macht! Suchen Sie sich deshalb eine Sportart aus, die zu Ihnen und Ihrer Fitness passt. Vielleicht finden Sie einen Partner oder eine Partnerin, der oder die sie begleitet. Allein erfindet man zu häufig Ausreden (»Das Wetter ist schlecht«, »Morgen fange ich bestimmt an«, »Ich hatte keine Zeit« …) und die Regelmäßigkeit ist bei Osteoporose entscheidend.

Grundregeln des Trainings

- Üben Sie nie im schmerzhaften Bereich, denn der Körper signalisiert mit Schmerz, dass er etwas nicht mag. Das gilt es zu respektieren.
- Fangen Sie mit einfachen Übungen an und steigern Sie langsam Ihr Trainingsprogramm durch Variationen einer Grundübung.

- Üben Sie lieber mehrmals am Tag in kurzen Einheiten als einmal am Stück.
- Kraftzuwachs findet statt, wenn Sie eine Übung dreimal in einer gewissen Zeit (zählen Sie von 10 langsam herunter) oder Anzahl wiederholen.
- Nutzen Sie »leere Zeiten« zum Üben (z. B. Warten in der Einkaufsschlange oder an der Ampel, beim Zähneputzen etc.), so kann die Ausrede »Ich hatte keine Zeit« gar nicht erst aufkommen.
- Die beste Ausgangsstellung zum Üben ist der Stand, da hier die Schwerkraft optimal ausgenutzt werden kann, danach folgt der Sitz.
- Achten Sie immer auf Ihre Sicherheit, kontrollieren Sie beim Üben, dass kein Teppich wegrutschen kann, der Boden unter Ihnen trocken und rutschfest ist, etc.

Trainingsgeräte

Natürlich gibt es Profigeräte, die man erwerben kann, doch das ist gar nicht unbedingt nötig. Ich habe mich aufmerksam in der Küche umgesehen und genug Haushaltsgegenstände gefunden, die man für das Training zweckentfremden kann: Kleine Wasserflaschen ersetzen die Hanteln, der Besenstiel den Gymnastikstab, ein ausgeleiertes Einmachgummi oder ein Hosengummiband kann als Loop- oder Therabandersatz verwendet werden. Dann gibt es da noch Geschirrtücher, Omas Nudelholz, Sofakissen, Türen, Tische, Treppenstufen etc. Wenn Sie sich aufmerksam in Ihrem Haushalt umsehen, finden Sie bestimmt noch viel mehr.

Bewegungen, die Sie vermeiden sollten

Wenn die Knochen durch Osteoporose vorgeschädigt sind, sollten Sie Rumpfbeugen aus dem Stand mit seitlicher Verdrehung meiden. Diese machen wir z. B. beim Aufheben von Gegenständen, die schräg vor uns liegen. Die Wirbelsäule ist in dieser Position extremer Druckbelastung ausgesetzt. Heben Sie jetzt noch etwas Schweres an (Bierkasten, voller Ordner etc.), kann das fragile Knochengerüst nachgeben.

Was kostet das?

Hätten Sie übrigens gedacht, dass der Mensch pro Jahr im Durchschnitt mehr Geld ausgibt für gemütliche Restaurantbesuche als für seine Gesundheit? Meistens sind wir erst dann bereit, Geld auszugeben, wenn die Gesundheit nicht mehr selbstverständlich ist. Beim Sport gibt es für alle Geldbeutel-Varianten etwas. Am günstigsten ist Sport im Verein. Man zahlt monatlich einen Mitgliedsbeitrag und kann so oft Kurse besuchen, wie es die Zeit erlaubt. Auch die Osteoporose-Verbände bieten günstig Kurse an, da sie häufig von den Krankenkassen unterstützt werden. Etwas teurer sind dann Fitnessstudios. Je mehr Zusatzleistungen sie anbieten, desto höher ist der Preis. Außerdem müssen Verträge für einen längeren Zeitraum abgeschlossen werden. Am kostenintensivsten ist dann der Individualsport wie Tennis, Golf, etc.

»Dann gehe ich eben joggen, das kostet nichts.« Falsch gedacht! Wer ohne geeignetes Schuhwerk einfach so vor der Haustür losläuft, landet meist 2 Wochen später in meiner Praxis.

Sportarten und ihre Eignung

Sportart	Schwierigkeit bei Osteoporose
Pilates	keine
Hockergymnastik	gut, wenn man sturzgefährdet ist
Feldenkrais	keine
Yoga	auf extreme Dehnstellungen verzichten
Zumba	viele Drehbewegungen, dadurch Sturzgefahr
Wirbelsäulengymnastik	keine
Schwimmen	zu wenig Druck auf den Knochen
Wandern	gut, evtl. Stöcke verwenden
Joggen	hohe Stoßbelastung auf den Knochen, kann zu Brüchen führen
Nordic Walking	keine
Tennis	harter Rückstoß, viele abrupte Stopps, eher ungeeignet
Tischtennis	keine
Ballsportarten (Volleyball, Handball, Fußball)	weniger geeignet, Verletzungsgefahr durch harte Bälle
Reiten	sitzender Sport, Sturzgefahr
Radeln	sitzender Sport, wenig Druck auf den Knochen
Fitnessstudio	keine, aber Rücksprache mit Trainer halten
Rudern	keine, wenn die Haltung korrekt ist
Golf	viel einseitige Drehbewegung
Skifahren	hohe Sturzgefahr
Skilanglauf	keine, aber Technik mit Trainer abstimmen
Badminton	auf Partner mit gleicher Spielfertigkeit achten

Selbstverständlich können nicht alle Sportarten aufgelistet werden. Es macht auch einen Unterschied, ob Sie den Sport seit Jahren ausführen oder neu damit beginnen wollen.

Grundregeln für jede Sportart

- Am Anfang immer alle Gelenke kurz aufwärmen und die Muskeln leicht andehnen, um Verletzungen zu vermeiden. Das gilt auch für Jogger, Tennisspieler, etc.
- Am Ende Muskeln lockern, dehnen, Körper langsam zum Abkühlen bringen. (Nach dem Joggen sofort in die Couch sinken ist gesundheitsgefährdend.)
- Immer eine gute Ausrüstung wählen. Es muss nicht die teuerste sein, sie sollte aber zum Sport passen – man geht ja auch nicht in Badeschlappen in die Berge. In Fachgeschäften berät man Sie gerne.
- Niemals einen Sport ohne Einweisung neu beginnen. Es gibt für alle Sportarten Trainer, die gerne ihr Wissen weitergeben wollen. Abhängig von der Sportart kostet eine Stunde im Durchschnitt 60 Euro. Auch Joggen ist ein Sport und sollte nur nach fachgerechter Anleitung durchgeführt werden!
- Lassen Sie sich vom Fachtrainer nach etwa einem halben Jahr kontrollieren. Es schleichen sich nämlich mit der Zeit Fehler ein.

Haben Sie bereits körperliche Probleme, dann können Sie auch eine individuelle Beratung bei einem niedergelassenen Physiotherapeuten buchen. Er wird Ihnen Möglichkeiten aufzeigen, wie Sie Ihren Sport anpassen können, sodass er für Sie durchführbar bleibt.

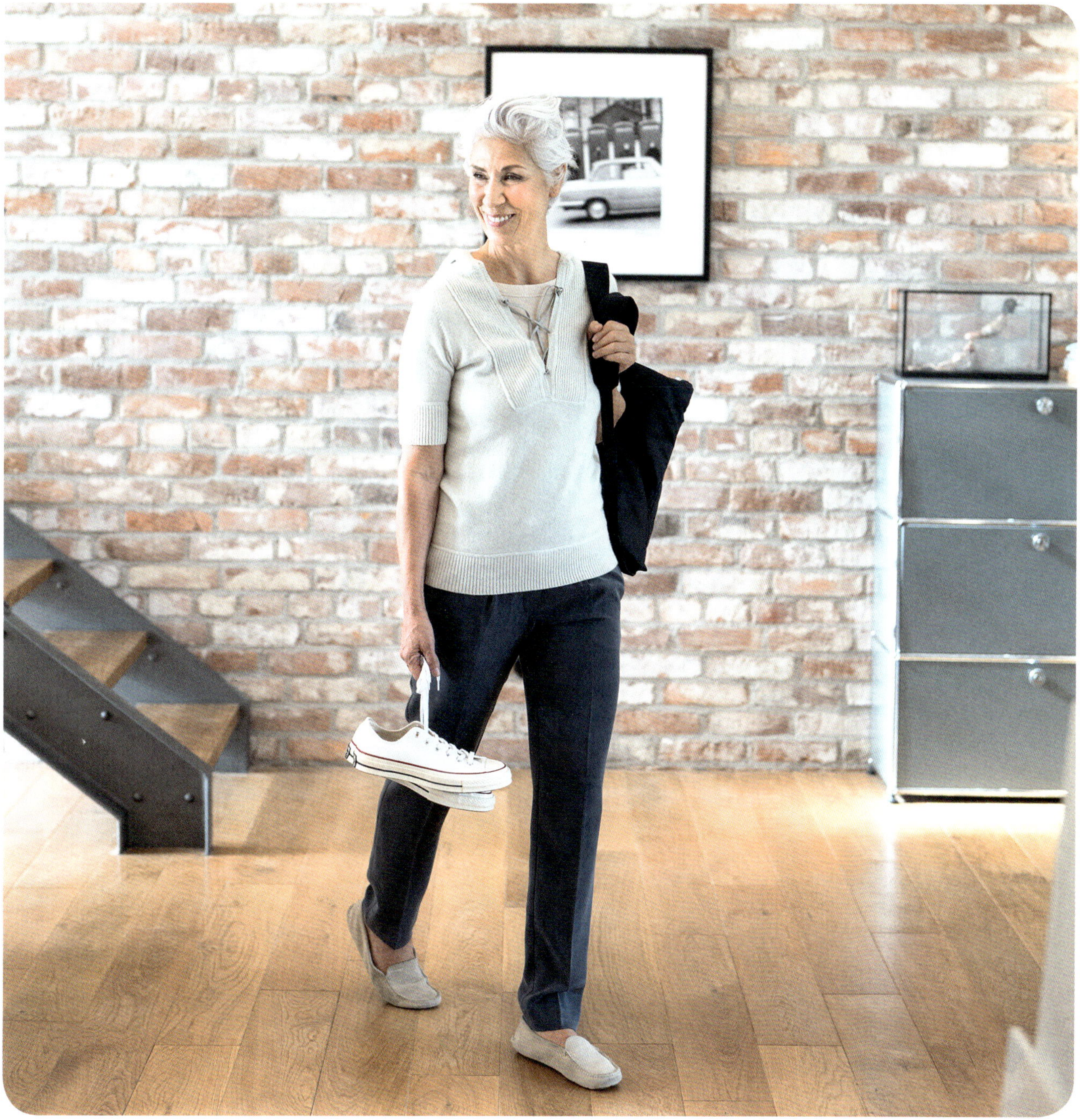

Raus aus der Routine

In der Praxis muss ich immer öfter Patienten mit vielfältigen Beschwerden behandeln, die nur aufgrund von Bewegungsmangel entstanden sind. Sie haben es selbst in der Hand, also kommen Sie in Bewegung!

Besonders zu Pandemiezeiten bewegen wir uns deutlich zu wenig. Es fehlt der Weg zur Arbeit, die kleinen Gänge zum Kopierer oder ins Büro nebenan, aber auch die Bewegung in der Freizeit. Der Körper mag keine Routine, das immer Gleiche. Bieten Sie ihm Abwechslung durch unterschiedliche Bewegungen im Alltag. Hier einige Anregungen.

Auf dem Bürostuhl:

- Stellen Sie den Timer auf Ihrem Handy so ein, dass er Sie alle halbe Stunde mit einem akustischen Signal daran erinnert, die Sitzposition zu wechseln.
- Es gilt im Sitz ein Grundsatz: Ein Bein muss am Boden bleiben, damit der Rücken nicht zu viel belastet wird.
- Sitzen Sie vorne auf der Stuhlkante, lehnen Sie sich auch mal bequem zurück, sitzen Sie mal auf der rechten, mal auf der linken Gesäßhälfte, benutzen Sie die Armlehnen oder stützen Sie sich am Schreibtisch ab.
- Ein Bein bleibt am Boden, das andere können sie auf dem Stuhlfuß abstellen, nach vorne schieben, überschlagen, unterlegen etc. Nur alles nicht länger als eine halbe Stunde.
- Drehen Sie die Knie zusammen mit dem Stuhl von links nach rechts.
- Sitzen Sie hoch oder tief, auf einem Kissen, evtl. einem Keil- oder Dynair-Kissen.
- Machen Sie sich frei von dem Gedanken, den ganzen Tag gerade zu sitzen. So bekommt der Rücken höchstens einen Muskelkrampf. Also ruhig mal krumm, dann wieder gerade sitzen, auf den Wechsel kommt es an.

Auf der Treppe:

- Steigen Sie seitwärts hoch.
- Nehmen Sie zwei Stufen auf einmal.
- Steigen Sie immer mit dem selben Fuß voran.
- Steigen Sie auf Zehenspitzen hoch.

Im Haushalt:

- Stehen Sie beim Geschirrspülen nicht immer gebückt, versuchen Sie es mal in der Grätschstellung oder im Ausfallschritt.
- Hören Sie beim Kochen Musik, federn oder wippen Sie im Takt, gehen Sie auf die Zehenspitzen etc.
- Stehen Sie beim Bügeln nicht vor dem Brett, sondern seitlich und bewegen Sie sich mit dem Bügeleisen dynamisch vor und zurück.
- Staubsaugen Sie mal seitlich oder rückwärts, tanzen Sie mit dem Staubsauger durch die Wohnung.

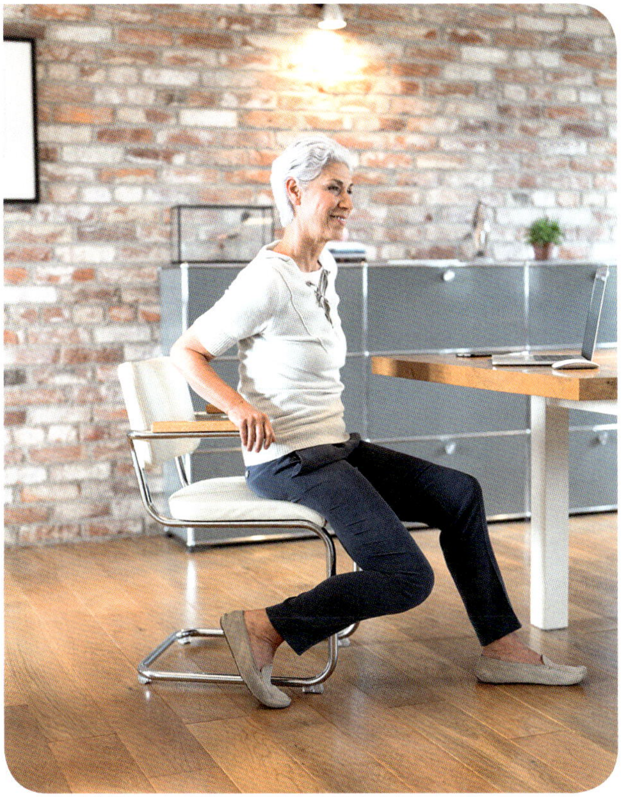

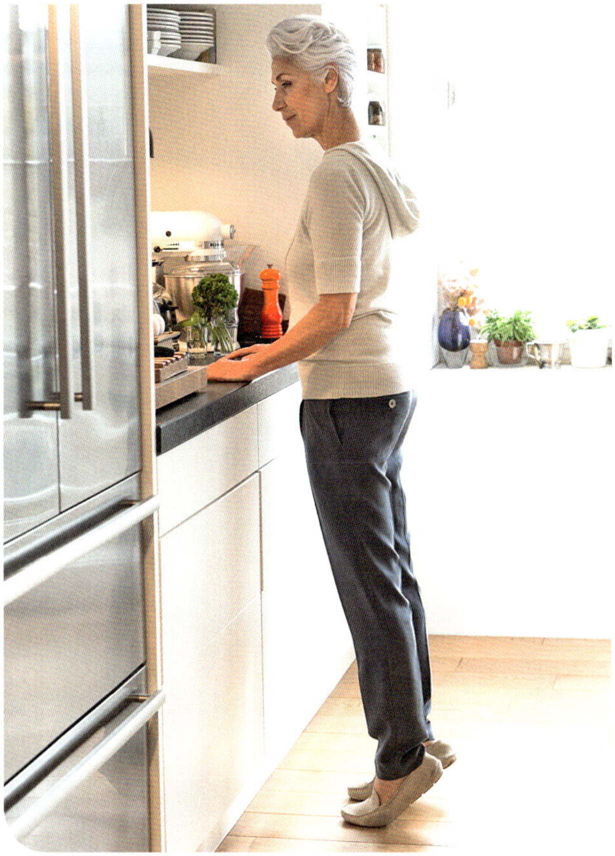

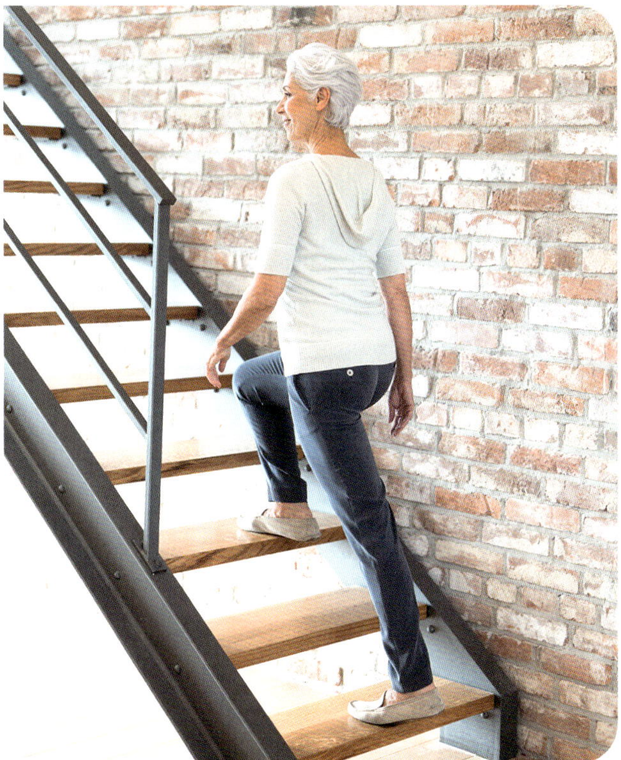

Dies sind nur ein paar Beispiele für kleine, aber effektive Änderungen. Gestalten Sie Ihren Alltag neu, das fördert Motorik und Gehirn.

Übung: Absitzen an der Tür

- Stellen Sie sich mit dem Rücken an die Tür gelehnt, Ihre Füße stehen hüftbreit auseinander und sind so weit von der Tür entfernt, wie Ihr Oberschenkel lang ist. Der ganze Rücken hat Kontakt zur Tür und hält ihn während der gesamten Übung. Wenn Sie einen Rundrücken haben, dürfen Sie den Kopf frei halten oder mit einem Kissen an der Tür unterlagern. ❶
- Rutschen Sie an der Tür hinunter, bis die Knie maximal 90 Grad Beugung erreicht haben, und schieben Sie sich danach wieder zurück in die Anfangsstellung. ❷

Anzahl: 3 × 5 Durchgänge (später 7, 10, 15, 20, 25). Das heißt: 5 Mal rutschen, kurz absetzen, Muskeln einmal lockern und weiter geht es. Bevor Sie die Steigerungen in Angriff nehmen, erhöhen Sie besser die Anzahl und lernen, die Position gut zu halten.

Zu beachten: Die Füße nicht zu nah an die Tür stellen, sonst stehen die Knie in der Beugestellung vor dem Fuß und werden zu stark belastet.

Steigerung 1:

Halten Sie mit beiden Händen ein Geschirrtuch und ziehen Sie es straff. Halten Sie es in Schulterhöhe vor dem Körper, während Sie die Tür abwärts- und wieder hinaufrutschen. Erst oben dürfen Sie kurz lockerlassen. Oder nehmen Sie statt des Tuchs zwei kleine gefüllte Wasserflaschen in die Hände, diese sind schwerer und durch das Halten benutzt man andere Armmuskeln. Die Übungen wie mit dem Tuch ausführen. ❸

Variationen: Heben Sie das gestraffte Tuch beim Abwärtsrutschen auf 90 Grad und führen Sie es beim Strecken der Beine wieder langsam nach unten. Oder heben Sie das gestraffte Tuch beim Abwärtsrutschen hoch über den Kopf, bis Sie merken, dass der Rücken die Tür verlassen möchte.

Zu beachten: Wenn sich der Rücken von der Tür löst, dann ziehen Sie ihren Bauchnabel in Richtung Wirbelsäule ein. Sie sollen Spannung in der Bauchmuskulatur spüren, aber nicht die Luft anhalten müssen. Das Tuch stets gestrafft halten.

Steigerung 2:

Rutschen Sie die Tür abwärts, bis Sie mit den Knien einen 90-Grad-Winkel erreicht haben. Halten Sie die Stellung 20 bis 30 Sekunden. ❹

Variationen: Verstärken Sie während des Haltens der Position den Druck auf die rechte Ferse, ohne dass der Oberkörper sich bewegt, dann belasten Sie beide Füße wieder gleichmäßig und verstärken anschließend den Druck auf die linke Ferse. Oder heben Sie während des Haltens der Position abwechselnd die rechte und linke Ferse an, ohne dass der Oberkörper sich mitbewegt. Oder halten Sie das gestraffte Tuch in der 90-Grad-Kniebeuge vor den Körper und bewegen Sie die Arme variabel oder drehen Sie sie vor dem Körper. Oder Sie halten die Wasserflaschen in der Hand, heben Sie die Arme auf 90 Grad an und schütteln Sie die Flaschen kurz und kräftig, ohne dabei die Arme zu senken, die Ellbogen anzubeugen oder den Rücken von der Wand zu lösen.

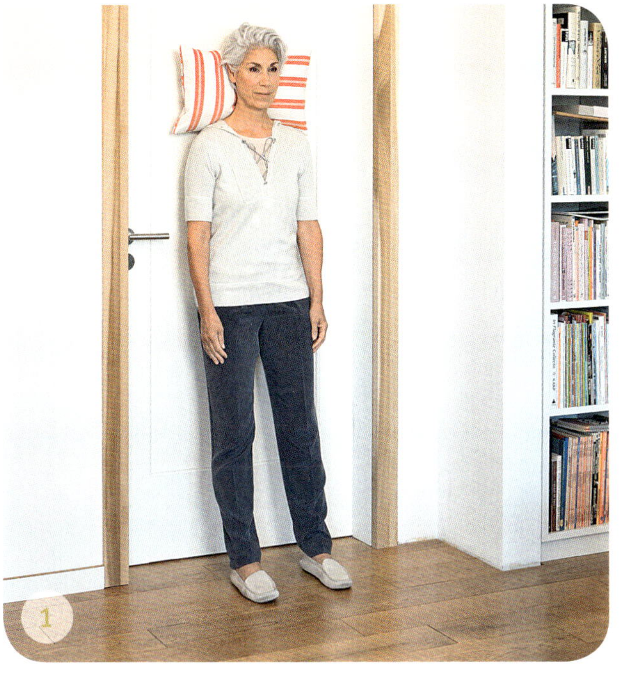
1

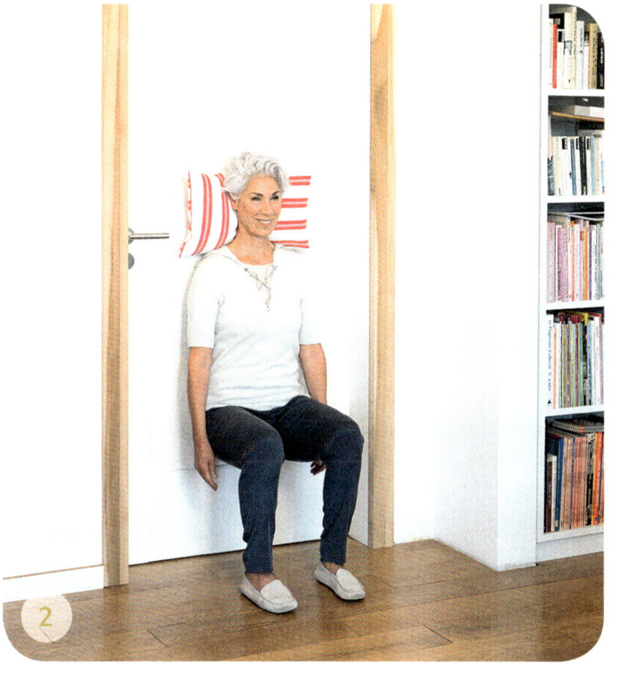
2

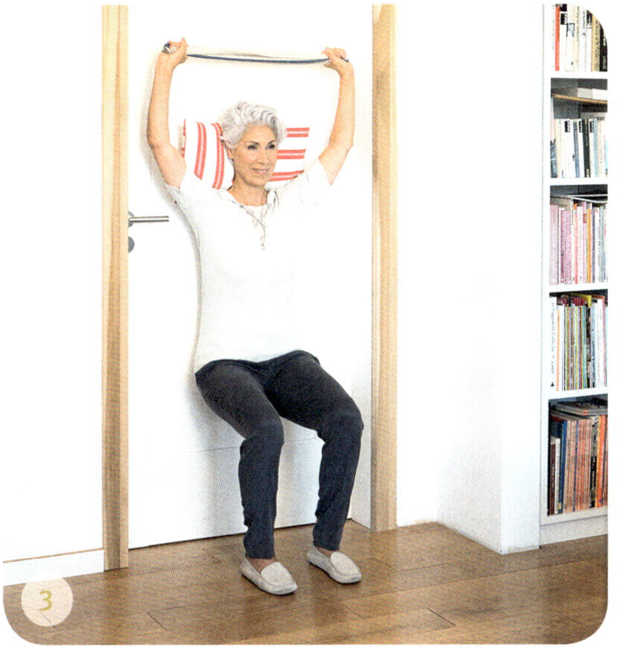
3

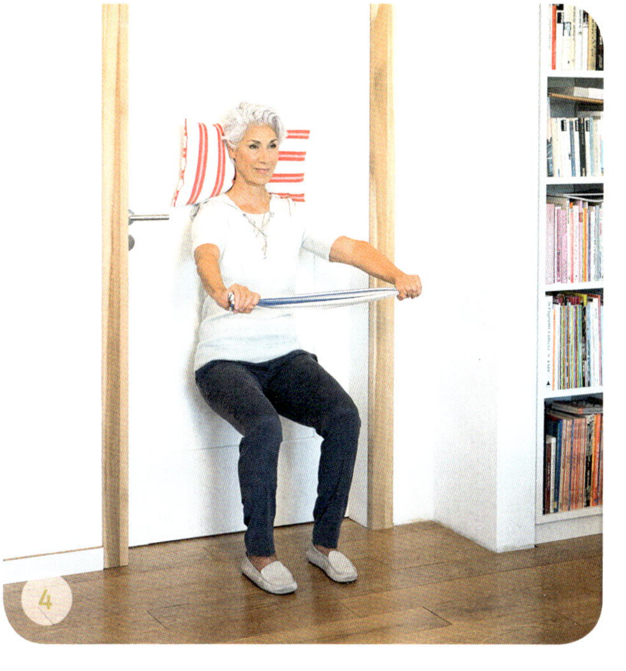
4

Übung: Liegestütz an der Tür

- Stellen Sie sich mit dem Gesicht zur Tür. Der Abstand sollte zu Beginn mindestens eine Armlänge betragen und kann später beliebig erweitert werden. Legen Sie die Hände auf Schulterhöhe an der Tür ab. Dabei sollten die Schultern nicht hochgezogen werden. 1
- Spannen Sie Bauch und Gesäßmuskeln an und machen Sie einen Liegestütz an der Wand. Achten Sie darauf, das Gesäß mit nach vorne zu nehmen. Die Füße bleiben fest am Boden verankert. 2

Hinweis: Ein Ziehen in der Wadenmuskulatur ist erwünscht, da diese mit dem Liegestütz an der Wand gedehnt werden.

Anzahl: 3 × 5 Durchgänge (später schrittweise erhöhen auf 7, 10, 15, 20, 25)

Zu beachten: Es dürfen nicht nur die Arme gebeugt werden, das Gesäß muss in der Bewegung mitgehen. Stellen Sie sich vor, Sie seien ein Brett und könnten sich nicht biegen.

Variationen: Nehmen Sie die Arme in verschiedene Ausgangspositionen, z. B. etwas weiter auseinander oder enger zusammen, etwas höher, Hände mehr nach innen oder außen drehen. Klappt das gut, dann können Sie den Abstand zur Wand erweitern. Oder stellen Sie sich mit mindestens 1,5 m Abstand zur Wand, die Fersen dürfen sich jetzt in der Liegestützposition vom Boden lösen. Drücken Sie sich aus der Liegestützposition fest von der Wand weg, klatschen Sie einmal in die Hände und landen Sie wieder in der Liegestützposition.

Steigerung 1:

Machen Sie den Liegestütz einbeinig, das andere Bein verschränken Sie auf Höhe der Ferse oder heben es nach vorne oben an, wie wenn Sie einen Schritt machen, nur dass das Bein in der Luft gehalten wird. 3

Variation: Legen Sie unter jede Hand ein Geschirrtuch, nehmen Sie so den einbeinigen Liegestütz ein. Der Boden muss rutschfest sein und Sie sollten Schuhe tragen. Aus dieser gehaltenen Position abwechselnd linke und rechte Hand an der Tür nach oben schieben (»Tür putzen«).

Steigerung 2:

Drücken Sie sich in der einbeinigen Liegestützposition mit dem Standbein in den Zehenstand. Beim Rückweg achten Sie darauf, dass der ganze Fuß langsam wieder aufgesetzt wird, vor allem die äußere Ferse. 4

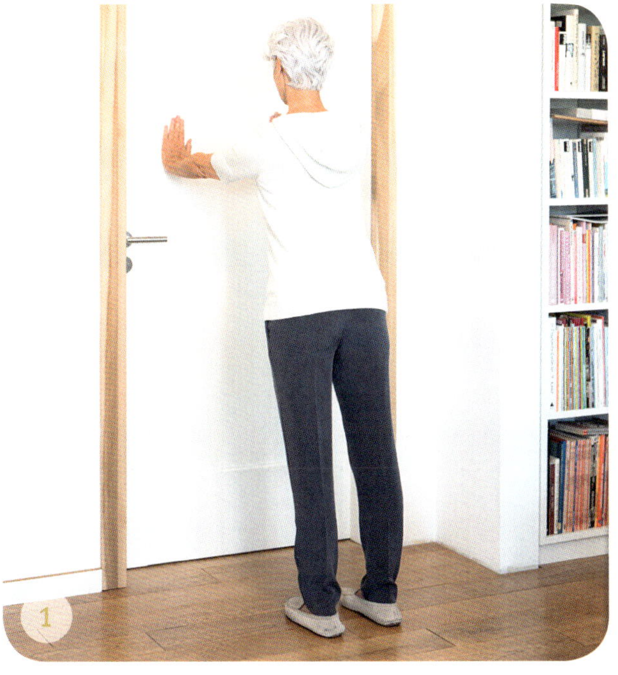
1

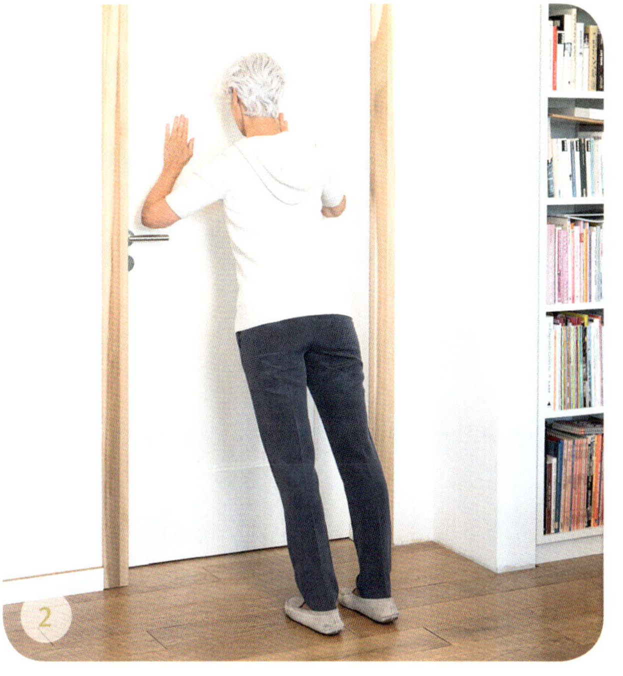
2

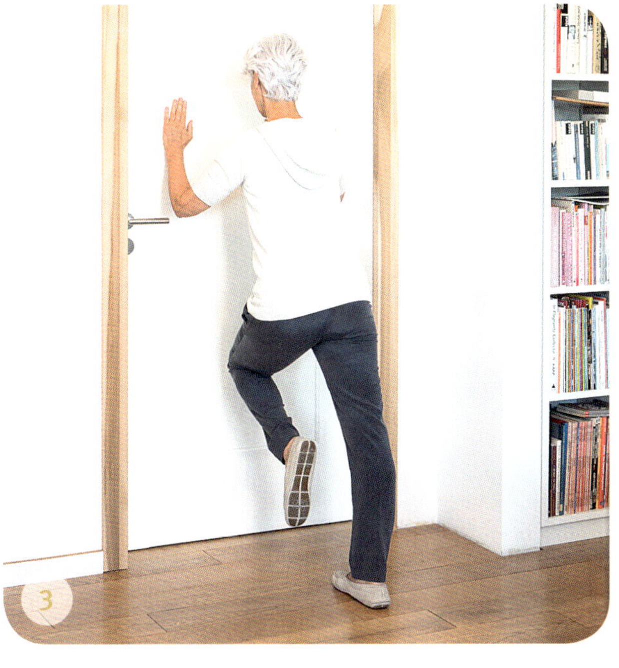
3

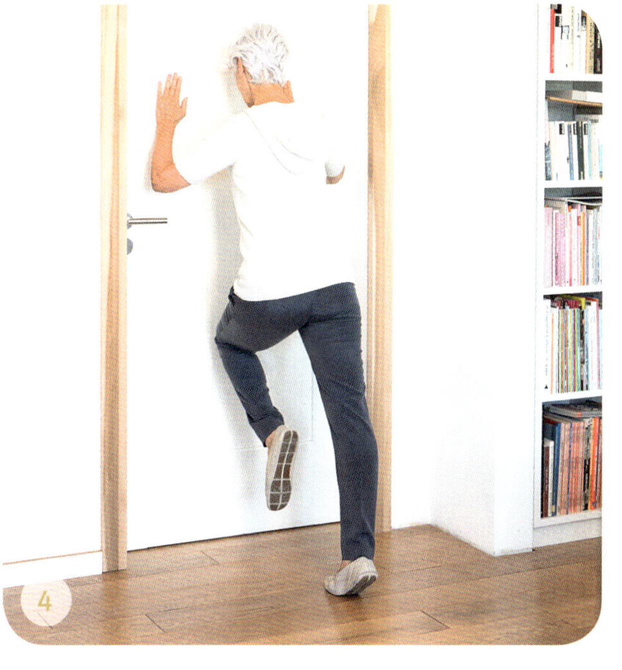
4

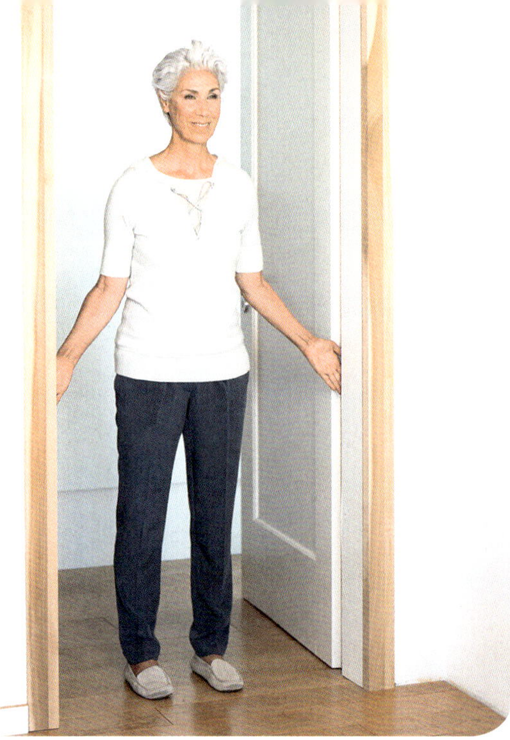

1

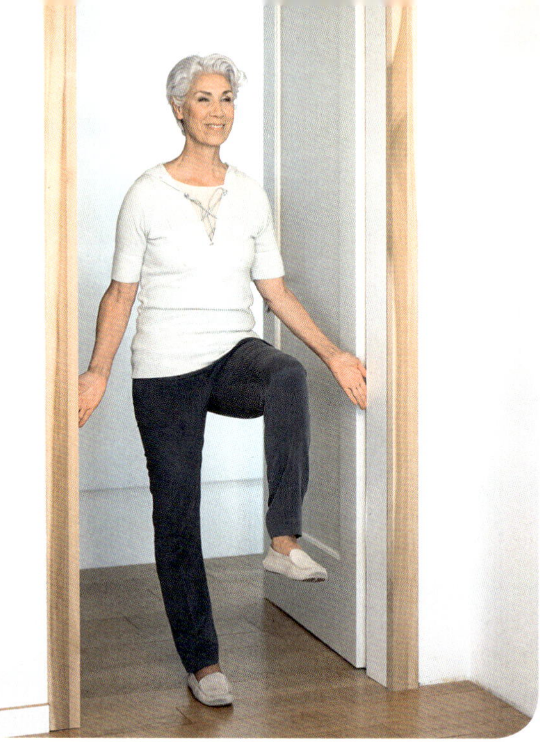

2

Übung: Kraft- und Gleichgewichtstraining im Türrahmen

- Stellen Sie sich, die Beine hüftbreit auseinander, in den Türrahmen, die Handinnenflächen liegen rechts und links am Türrahmen.
- Drücken Sie mit den Handflächen gegen den Türrahmen, ohne den Körper dabei aus der Mitte herauszubewegen. Die Spannung 30 Sekunden halten, dann wieder lösen. ❶

Anzahl: 3 × 5 Durchgänge (später schrittweise erhöhen auf 7, 10, 15, 20, 25)

Variation: Bauen Sie den Druck in verschiedenen Armpositionen auf, z. B. Ellbogen anbeugen und auf Schulterhöhe gegen den Türrahmen legen oder Hände oben an den Türrahmen legen.

Steigerung 1:

Stellen Sie die Füße beim Üben dicht nebeneinander, so dass sich die Knöchel berühren. ❷

Variationen: Stellen Sie die Füße in den Tandemstand, d. h., die Ferse des einen Fußes steht direkt vor den Zehen des anderen Fußes. Oder stellen Sie sich in den Einbeinstand. Oder drücken Sie den Türrahmen erst etwas mehr mit der rechten Hand, dann mit der linken Hand.

Zu beachten: Beim Aufbau des Armdrucks darf der Rumpf nicht wackeln. Spannen Sie die Bauchmuskeln an und korrigieren Sie die Haltung, vor allem im Brustbereich.

Tipp: Über Sie den Tandemstand auch mal in den sogenannten »leeren« Zeiten (z. B. beim Zähneputzen). Das fördert das Gleichgewicht.

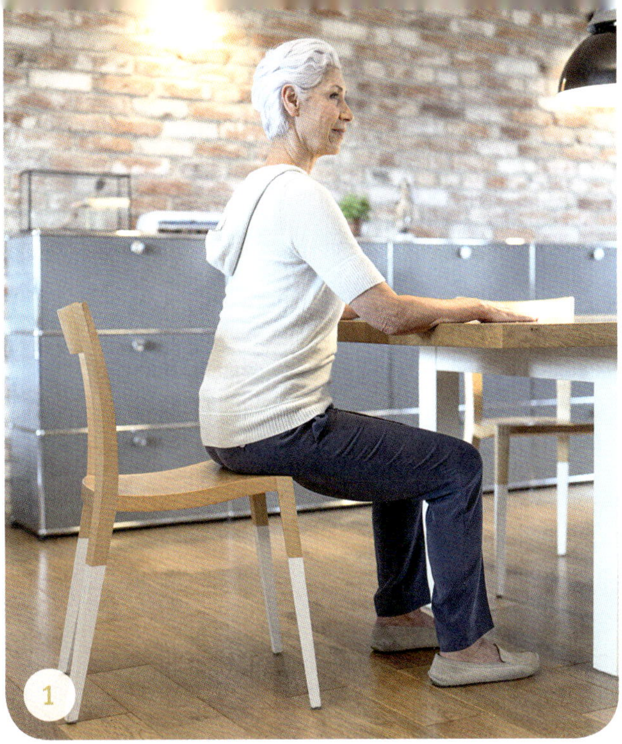

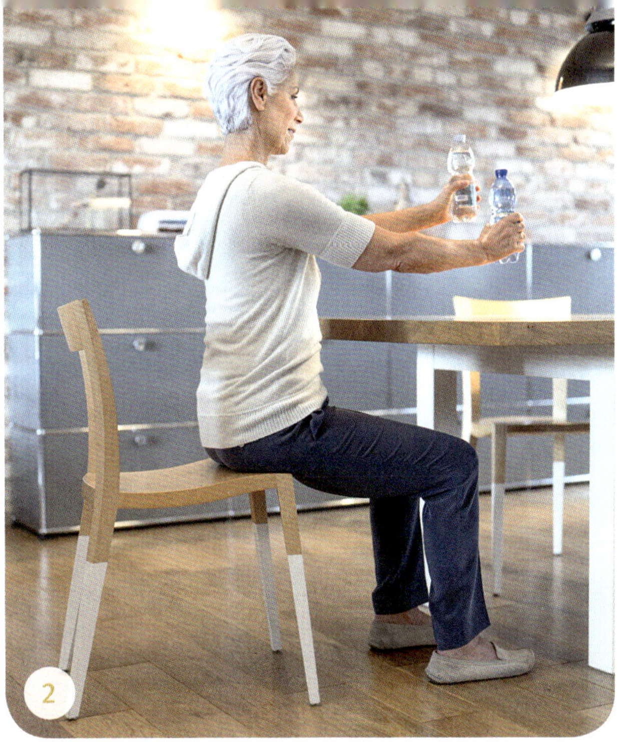

Übung: Sitz am Tisch

- Setzen Sie sich vorne auf die Stuhlkante, beide Füße haben Kontakt zum Fußboden, die Brustwirbelsäule ist aufgerichtet, die Hände liegen locker am Tisch oder auf den Oberschenkeln.
- Erhöhen Sie den Druck auf beide Fersen, bis sich die Muskulatur beider Beine, einschließlich des Gesäßes, anspannt, ohne dass sich die Zehen vom Boden lösen. ❶

Anzahl: 3 × 30 Sekunden halten, später die Anzahl steigern (5 × 30 Sekunden, 10 × 30 Sekunden). Die Pause sollte 10 Sekunden nicht überschreiten und dient nur dem kurzen Lösen der Anspannung.

Steigerung 1:
Bauen Sie den Druck auf den Boden auf und erhöhen Sie abwechselnd noch einmal den Druck der rechten Ferse, dann den der linken Ferse, ohne dass man Ihnen die Anstrengung im Gesicht ansieht oder Bewegung im Rumpf stattfindet.

Tipp: lange Mahlzeiten, U-Bahn-Fahrten, Wartezeiten beim Arzt etc. kann man so zu Trainingseinheiten umfunktionieren.

Zu beachten: Beim Üben nicht die Luft anhalten.

Steigerung 2:
Nehmen Sie das gespannte Geschirrtuch oder die Wasserflaschen dazu oder drücken Sie einfach nur die Hände gegeneinander oder ziehen Sie sie auseinander. Es erfordert sogar schon zusätzliche Armkraft, wenn Sie die Hände ganz fest zur Faust schließen. ❷

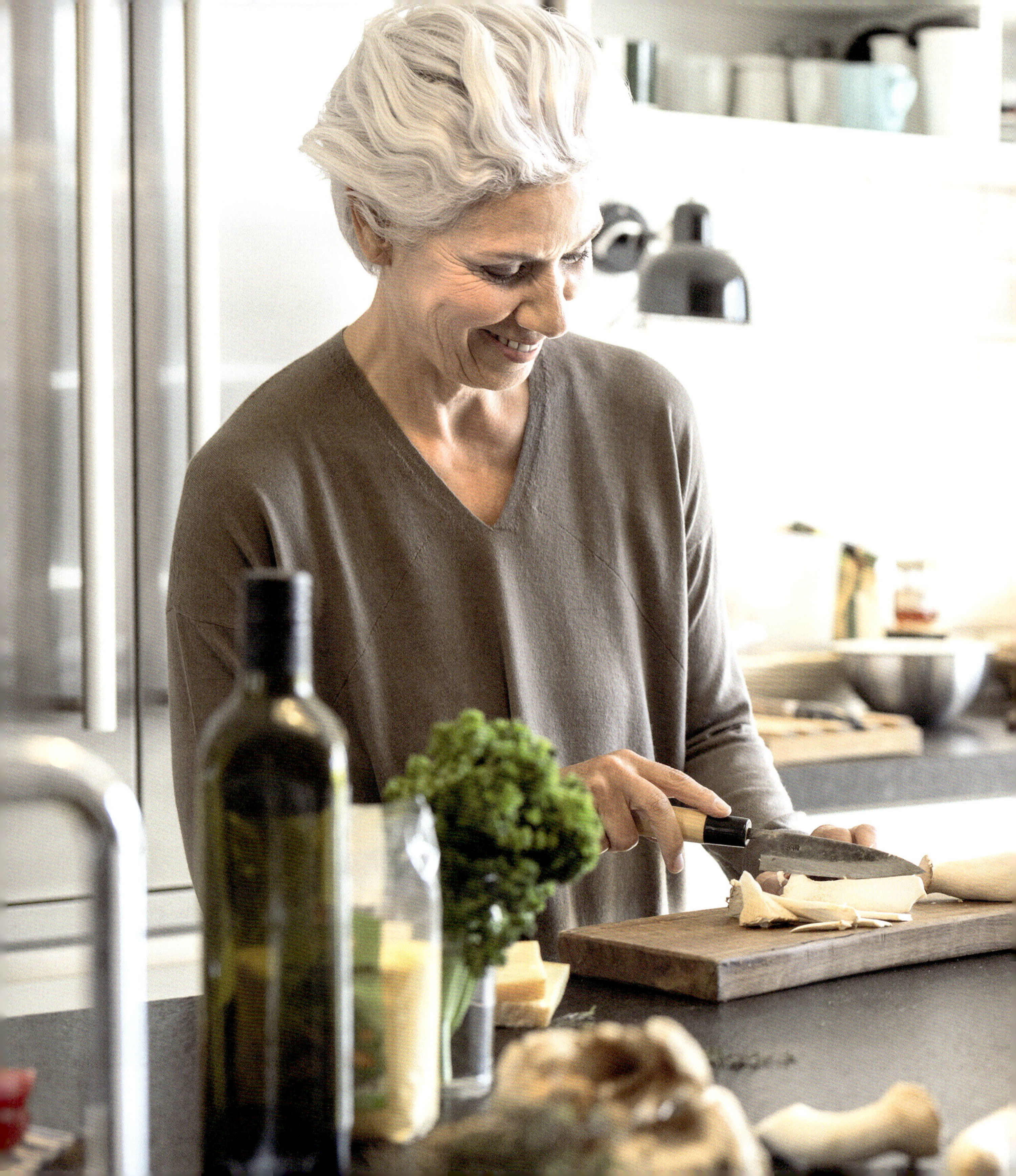

Rezepte für starke Knochen

Überzeugen Sie sich selbst, wie einfach, lecker und abwechslungsreich knochengesunde Gerichte sein können – und gleichzeitig reich an Kalzium und anderen Mikronährstoffen.

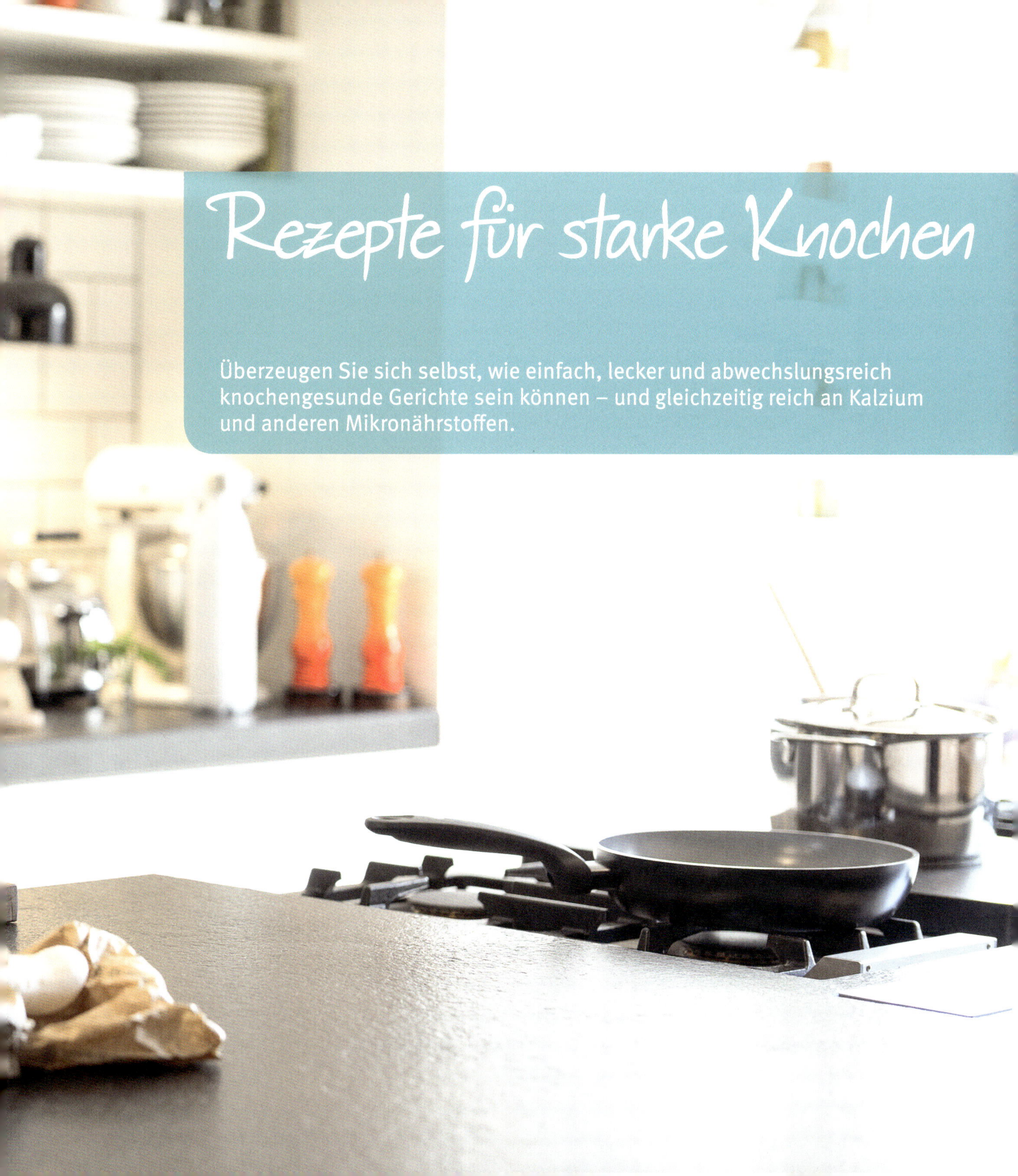

Start in den Tag

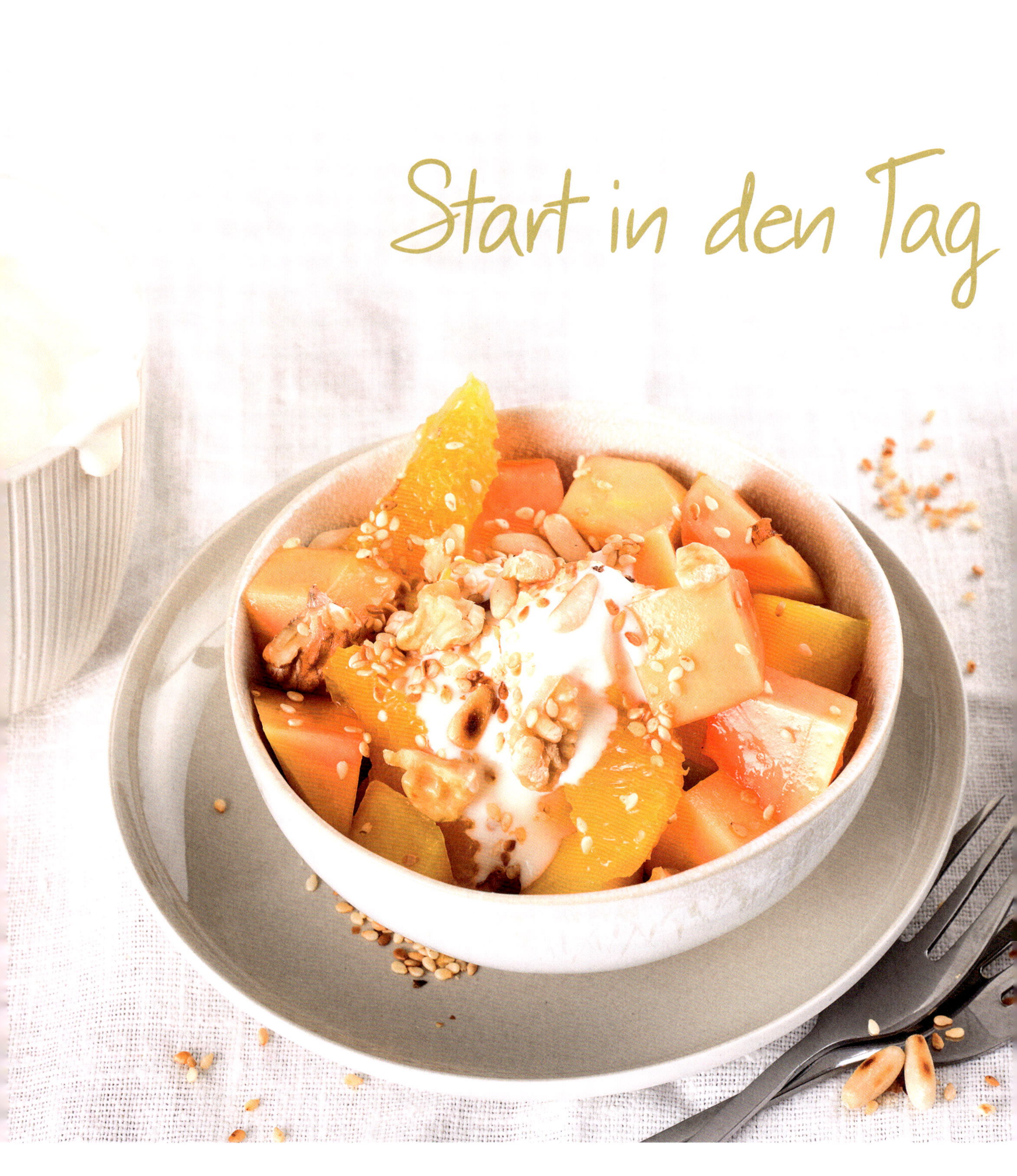

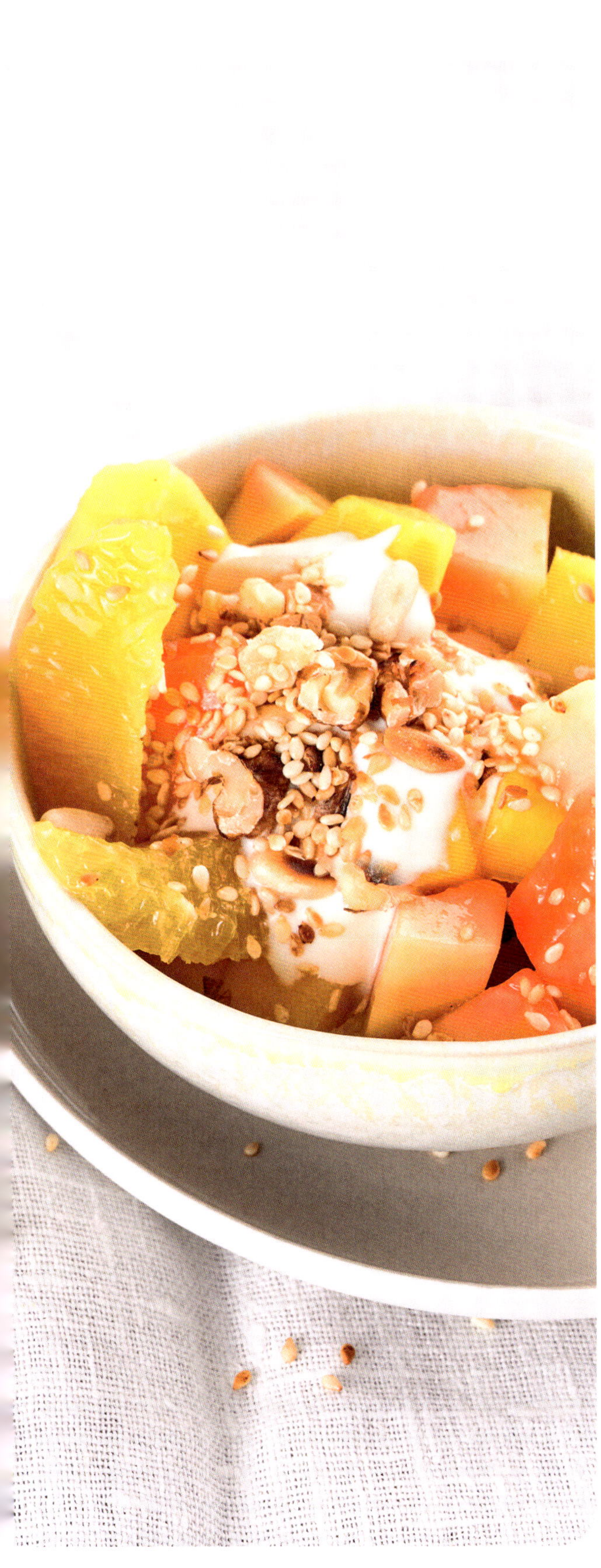

Exotischer Obstsalat mit Häubchen

Für 2 Portionen
15 Min.

Für die Nussmischung
2 EL geschälter Sesam • 1 EL Pinienkerne • 1 EL gehackte Walnüsse

Für den Obstsalat
150 g reife Mango • 150 g Papaya oder Honigmelone • 1 Orange • Saft von ½ Limette

Für das Häubchen
125 g Speisequark (20 % Fett i. Tr.) • 100 g Joghurt (1,5 % Fett) • 1 EL flüssiger Honig • Saft von ½ Limette

- Die Nussmischung in einer Pfanne ohne Fett rösten, bis es zu duften beginnt. Auskühlen lassen.

- Mango schälen und das Fruchtfleisch vom Kern schneiden. Papaya oder Melone schälen und Kerne ausschaben. Mango und Papaya oder Melone in Würfel schneiden. Orange mit einem Messer schälen, dabei die weiße Haut mit entfernen. Fruchtfleischspalten zwischen den weißen Häuten herausschneiden. Das Obst mit Limettensaft mischen.

- Quark mit Joghurt, Honig und Limettensaft cremig rühren und abschmecken. Obstsalat in Schälchen füllen, die Quarkmasse als Häubchen daraufsetzen und mit der Nussmischung garnieren.

Tipps Die Papayakerne können als Topping für Blattsalate oder gemischten Salat verwendet werden. Einfach von den Fruchtfasern befreien und über den Salat streuen. Die Kerne schmecken ähnlich wie Kresse, würzig bis leicht scharf und nussig.

Nährwerte pro Portion
395 kcal • 22 g F • 14 g E • 34 g KH • 279 mg Ca

Mein Müsli

Für 2 Portionen
15 Min.

4 EL kernige Flockenmischung • 200 ml Milch (1,5 % Fett) • 250 g frisches Obst der Saison • 250 g Joghurt (3,5 % Fett) • 2 EL geschälter gerösteter Sesam

- Flocken in einem kleinen Topf ohne Fett leicht anrösten. Mit Milch aufgießen, kurz aufkochen und bei schwacher Hitze ziehen lassen, bis die Milch größtenteils von den Flocken aufgenommen ist. Obst waschen, bei Bedarf schälen und Kerngehäuse entfernen. Das Obst klein schneiden. Joghurt zugeben und gequollene Flocken untermischen.

- Müsli mit geröstetem Sesam bestreuen und genießen.

Tipp Sie können Sesam in einer Pfanne ohne Fett auf Vorrat rösten. Ausgekühlt in ein gut verschließbares Glas füllen und jederzeit löffelweise verwenden. Lässt sich auch gut über Salate oder Gemüsegerichte streuen.

Nährwerte pro Portion
410 kcal • 17 g F • 14 g E • 49 g KH • 459 mg Ca

Frühstück für Einsteiger

Für 2 Portionen
10 Min.

2 Scheiben Vollkornbrot (à 50 g) • 2 TL Frischkäse (Rahmstufe) • 2 kleine Tomaten • 2 Scheiben Edamer (40 % Fett i.Tr.; à 25 g) • wenig Kräutersalz • 1 Banane • 250 g Joghurt (1,5 % Fett) • 2 EL gehackte Haselnüsse

- Vollkornbrot mit Frischkäse bestreichen, Tomaten waschen, in Scheiben schneiden und die Brote mit Käse und Tomatenscheiben belegen. Mit wenig Kräutersalz würzen.

- Banane schälen und in kleine Stücke schneiden, mit Joghurt mischen und mit gehackten Haselnüssen bestreuen.

Nährwerte pro Portion
415 kcal • 19 g F • 18 g E • 40 g KH • 424 mg Ca

Nussiger Beerenquark

Für 2 Portionen
15 Min.

250 g Speisequark (20 % Fett i. Tr.) • 2 TL ungesüßtes Mandel- oder Haselnussmus • 100 ml Milch (1,5 % Fett) • 200 g Beeren (Heidel-, Him-, Johannis-, Erdbeeren) • 30 g gehackte Haselnüsse

- Quark mit Mandel- oder Nussmus und Milch glatt rühren. Beeren waschen, ggf. in Stücke schneiden und untermischen.

- In zwei Müslischalen füllen und mit Haselnüssen bestreuen.

Nährwerte pro Portion
375 kcal • 20 g F • 20 g E • 27 g KH • 311 mg Ca

» Mein Müsli

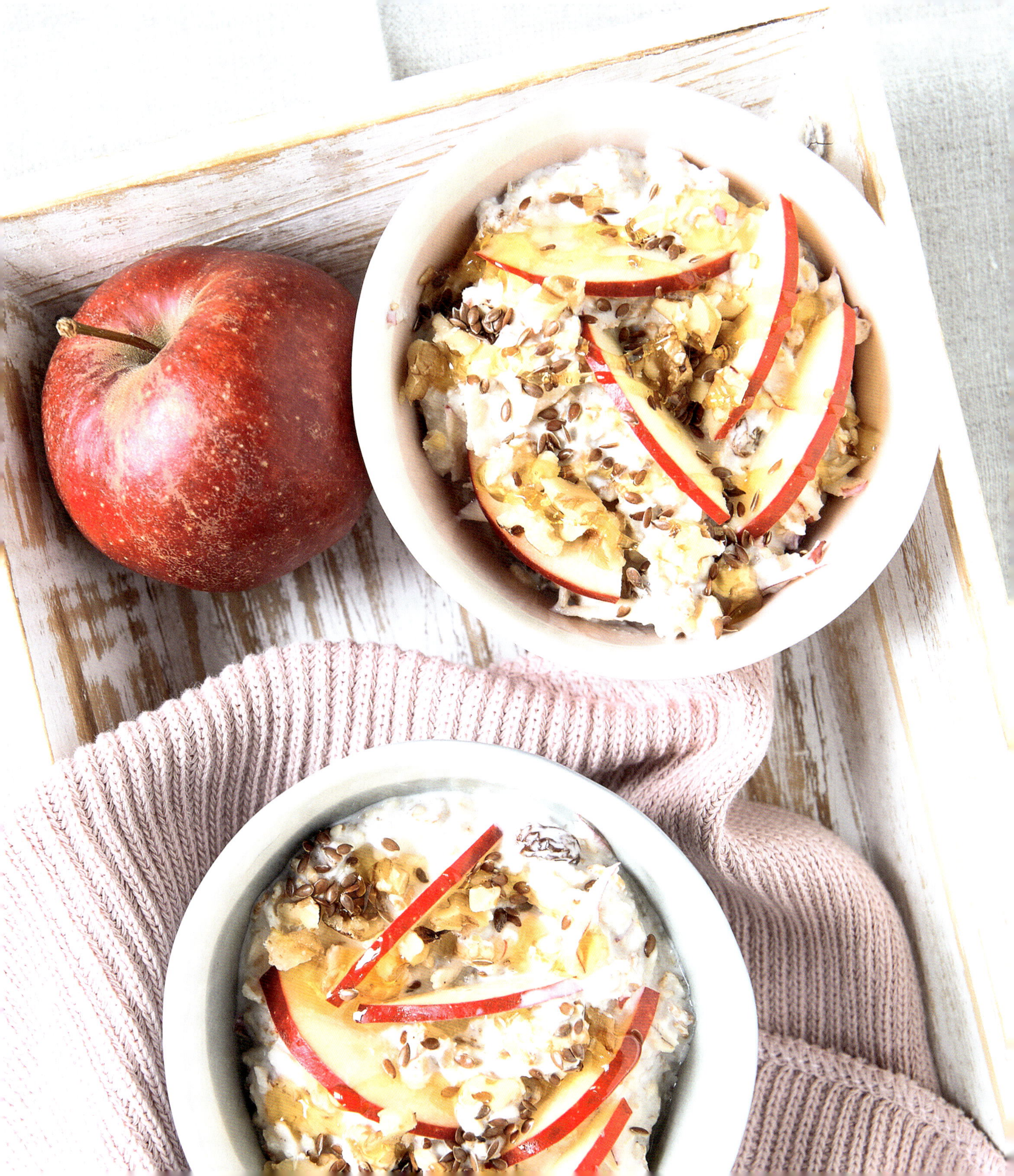

Griechischer Joghurt – orientalisch

Für 2 Portionen
15 Min.

100 g Weintrauben • 20 g Walnusskerne • 50 g getrocknete Feigen • 250 g Joghurt griechische Art (2 % Fett) • 5 EL Milch (50 ml; 1,5 oder 3,5 % Fett) • 1 TL flüssiger Honig • 100 g Granatapfelkerne

- Trauben waschen, halbieren und ggf. Kerne entfernen. Walnüsse hacken und Feigen klein schneiden. Trauben und Feigen mit Joghurt, Milch und Honig mischen.

- Masse in zwei Müslischalen füllen, gehackte Walnüsse und Granatapfelkerne darüberstreuen und frisch genießen.

Nährwerte pro Portion
295 kcal • 9 g F • 9 g E • 42 g KH • 275 mg Ca

Bauernomelett

Für 2 Portionen
20 Min.

2 Frühlingszwiebeln • 1 kleine Zucchini • 200 g gekochte Kartoffeln • 10–12 Kirschtomaten (100 g) • 2 Eier • 5 EL Kaffeesahne (10 % Fett) • Salz • frisch gemahlener schwarzer Pfeffer • 50 g Cheddar oder mittelalter Gouda • 1 EL Öl • 1 Schälchen Gartenkresse

- Frühlingszwiebeln putzen, waschen, das dicke Ende längs halbieren. Frühlingszwiebeln in Ringe schneiden. Zucchini waschen und in 2 cm große Würfel schneiden, Kartoffeln ebenfalls in 2 cm große Würfel schneiden. Kirschtomaten waschen und halbieren.

- Eier mit Kaffeesahne verrühren, mit Salz und Pfeffer würzen. Käse reiben.

- Das Öl in einer Pfanne erhitzen. Die Kartoffeln darin hellbraun anbraten, dabei immer wieder umrühren. Zucchini zugeben und mitrösten, bis sie hellbraun sind. Frühlingszwiebeln und Tomaten zugeben und kurz mitdünsten, dann die Eiermasse zugeben, den Käse darüber streuen und alles mit geschlossenem Deckel bei mittlerer Hitze garen, bis das Ei gestockt ist. Kresse abschneiden und auf einem Sieb waschen.

- Omelett halbieren, auf zwei Teller geben und mit Kresse bestreut servieren.

Nährwerte pro Portion
300 kcal • 16 g F • 18 g E • 19 g KH • 318 mg Ca

Fruchtiger Hüttenkäse

Für 2 Portionen
15 Min.

1 Banane • 2 Orangen • 200 g Hüttenkäse (10 % Fett i. Tr.) • Minze oder Zitronenmelisse

- Banane schälen und in Würfel schneiden. Orangen mit einem Messer schälen, dabei die weißen Häutchen mit wegschneiden. Fruchtfleisch würfeln, mit Bananen und Hüttenkäse verrühren.

- Minze oder Zitronenmelisse waschen, trocken schütteln und fein hacken. Den Hüttenkäse damit garnieren.

Nährwerte pro Portion
240 kcal • 5 g F • 15 g E • 31 g KH • 149 mg Ca

Pikanter Hüttenkäse

Für 2 Portionen
15 Min.

1/4 Salatgurke • 1 Bund Radieschen • 1 gelbe oder rote Paprikaschote • 1 Schälchen Gartenkresse • 200 g Hüttenkäse (10 % Fett i. Tr.) • Salz • frisch gemahlener schwarzer Pfeffer • Thymian • Rosmarin • 1/4 TL Räucherpaprika

- Gurke schälen und würfeln. Radieschen gründlich waschen und würfeln. Paprika waschen, vierteln, Samen entfernen und das Fruchtfleisch würfeln. Gartenkresse mit einer Schere abschneiden, auf einem Sieb waschen.

- Alles mit dem Hüttenkäse mischen und mit Salz, Pfeffer, Kräutern und Paprika abschmecken.

Nährwerte pro Portion
144 kcal • 5 g F • 15 g E • 8 g KH • 147 mg Ca

Porridge für 4 Jahreszeiten

Für 2 Portionen
20 Min.

Für den Porridge
- 80 g feine Haferflocken
- 500 ml Milch (3,5 % Fett)
- 1 Prise Salz

Für die Frühlings-Variante
- 150 g Erdbeeren
- 1 Orange
- 2 EL gehackte Mandeln

Für die Sommer-Variante
- 2 Pfirsiche
- 150 g Himbeeren
- ½ TL Vanillezucker
- 2 EL gehackte Haselnüsse

Für die Herbst-Variante
- 150 g weiße Weintrauben
- 150 g Zwetschgen
- 1 Prise Zimt

Für die Winter-Variante
- 2 EL gemahlener Mohn
- 1 Apfel
- 1 Birne
- 1 Prise Zimt

- Haferflocken in einem kleinen Topf mit Milch und Salz aufkochen. Bei schwacher Hitze 5 Min. ziehen lassen.

- Für Frühlings-Porridge Erdbeeren waschen und in kleine Stücke schneiden. Orange mit dem Messer schälen, dabei die weiße Haut mit entfernen und das Fruchtfleisch klein schneiden oder zwischen den Häutchen herauslösen. Porridge in zwei Müslischälchen füllen. Vorbereitetes Obst auf beide Schälchen verteilen und mit gehackten Mandeln garnieren.

- Für Sommer-Porridge die Pfirsiche waschen, vierteln, Steine entfernen und die Schale abziehen. Fruchtfleisch in Würfel schneiden und unter den Porridge mischen. Mit Vanillezucker verfeinern und in zwei Schälchen füllen. Himbeeren und Nüsse darübergeben.

- Für Herbst-Porridge Trauben waschen, halbieren und entkernen. Zwetschgen waschen, halbieren, entsteinen und in Stücke schneiden. Obst unter den Porridge mischen und mit Zimt würzen.

- Für Winter-Porridge den Mohn gleich zusammen mit den Haferflocken zur Milch geben und mitkochen. Apfel und Birne schälen und mit einer groben Reibe um das Kerngehäuse herum raspeln. Unter den Porridge mischen, 5 Min. ziehen lassen und mit Zimt würzen. Ist der Porridge zu dick, noch etwas Milch zugeben.

Tipp Gehackte Haselnüsse oder Mandeln schmecken intensiver, wenn sie kurz ohne Fett angeröstet werden. Dazu gerne auf Vorrat eine größere Menge rösten, ausgekühlt in ein verschließbares Glas füllen und mehrere Tage verwenden.

Nährwerte pro Portion Frühlingsporridge
455 kcal • 20 F • 18 E • 49 KH /413 Ca
Nährwerte pro Portion Sommerporridge
485 kcal • 21 F • 17 E • 55 KH • 393 Ca
Nährwerte pro Portion Herbstporridge
395 kcal • 12 g F /14 g E • 56 g KH • 351 mg Ca
Nährwerte pro Portion Winterporridge
425 kcal • 16 F • 16 E • 54 KH /484 Ca

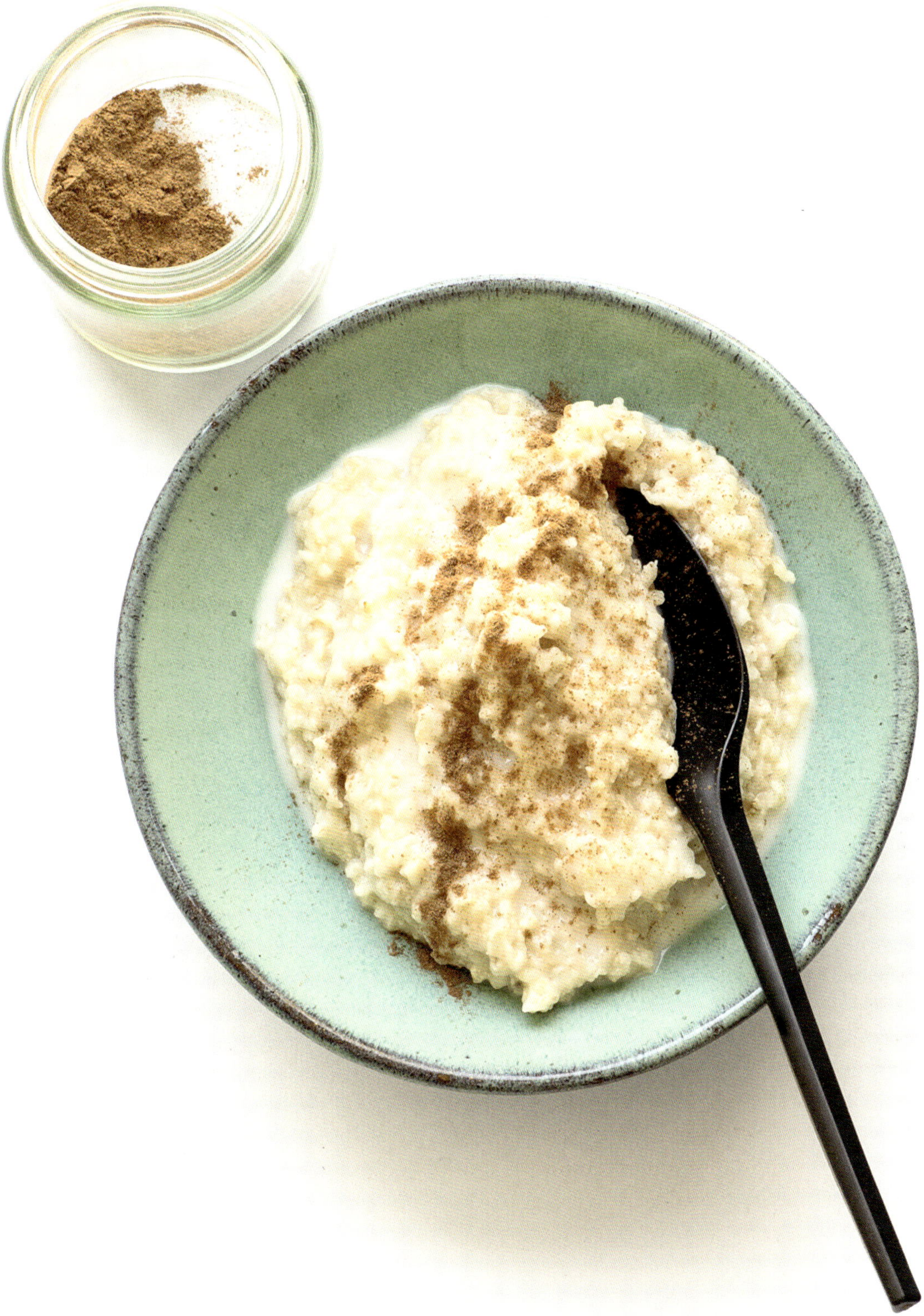

Fruchtige Buttermilch

Für 2 Portionen
10 Min.

1 kleine, sehr reife Banane • 150 g Erdbeeren • 250 ml Buttermilch • 1 Pack. Vanillezucker • 1 EL ungesüßtes Mandelmus • 1 EL flüssiger Honig

- Banane schälen und in Stücke schneiden. Erdbeeren waschen und ebenfalls in Stücke schneiden.

- Beides mit Buttermilch, Vanillezucker, Honig und Mandelmus im Mixer oder mit dem Mixstab pürieren und frisch genießen.

Tipp Außerhalb der Erdbeersaison können tiefgekühlte Erdbeeren oder auch Himbeeren verwendet werden. Diese dann aber mit wenig Wasser aufkochen und wieder auskühlen lassen.

Nährwerte pro Portion
211 kcal • 8 g F • 7 g E • 25 g KH • 194 mg Ca

Grünkohlsmoothie

Für 2 Portionen
10 Min.

150 g Grünkohl • 1 reife Banane • 2 reife Kiwis • 250 ml ungesüßter Mandeldrink mit Kalzium • 1 TL flüssiger Honig

- Grünkohl waschen, grobe Stiele entfernen und den Grünkohl in Stücke schneiden. Banane und Kiwis schälen und in Stücke schneiden. Beides mit Mandeldrink und Honig im Mixer oder mit dem Pürierstab fein mixen und frisch genießen.

Nährwerte pro Portion
153 kcal • 3 g F • 5 g E • 26g KH • 333 mg Ca

Kräuter-Joghurt-Smoothie

Für 2 Portionen
10 Min.

1 Apfel • 1 Bund glatte Petersilie • 50 g Rucola • 1 Orange • 250 g Joghurt (3,5 % Fett)

- Apfel waschen, vierteln, das Kerngehäuse entfernen und das Fruchtfleisch in Stücke schneiden. Petersilie waschen und grobe Stiele entfernen. Rucola waschen und grob schneiden. Orange auspressen.

- Orangensaft mit Fruchtfleisch, Apfel, Petersilie, Rucola und Joghurt im Mixer oder mit dem Pürierstab fein mixen und frisch genießen.

Nährwerte pro Portion
165 kcal • 5 g F • 6 g E • 21 g KH • 252 mg Ca

» Kräuter-Joghurt-Smoothie

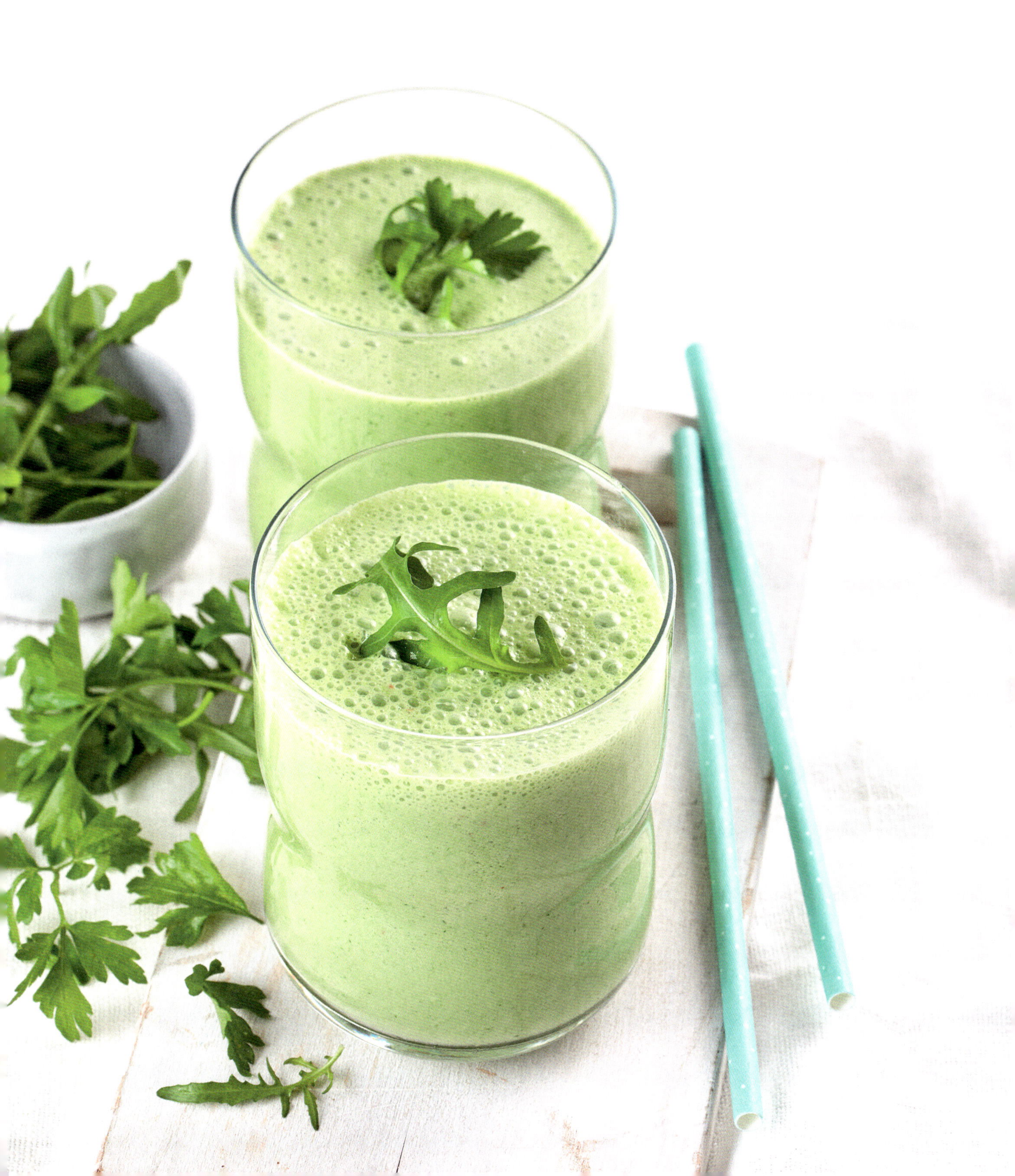

Kleinigkeiten, Fingerfood und Knabbereien

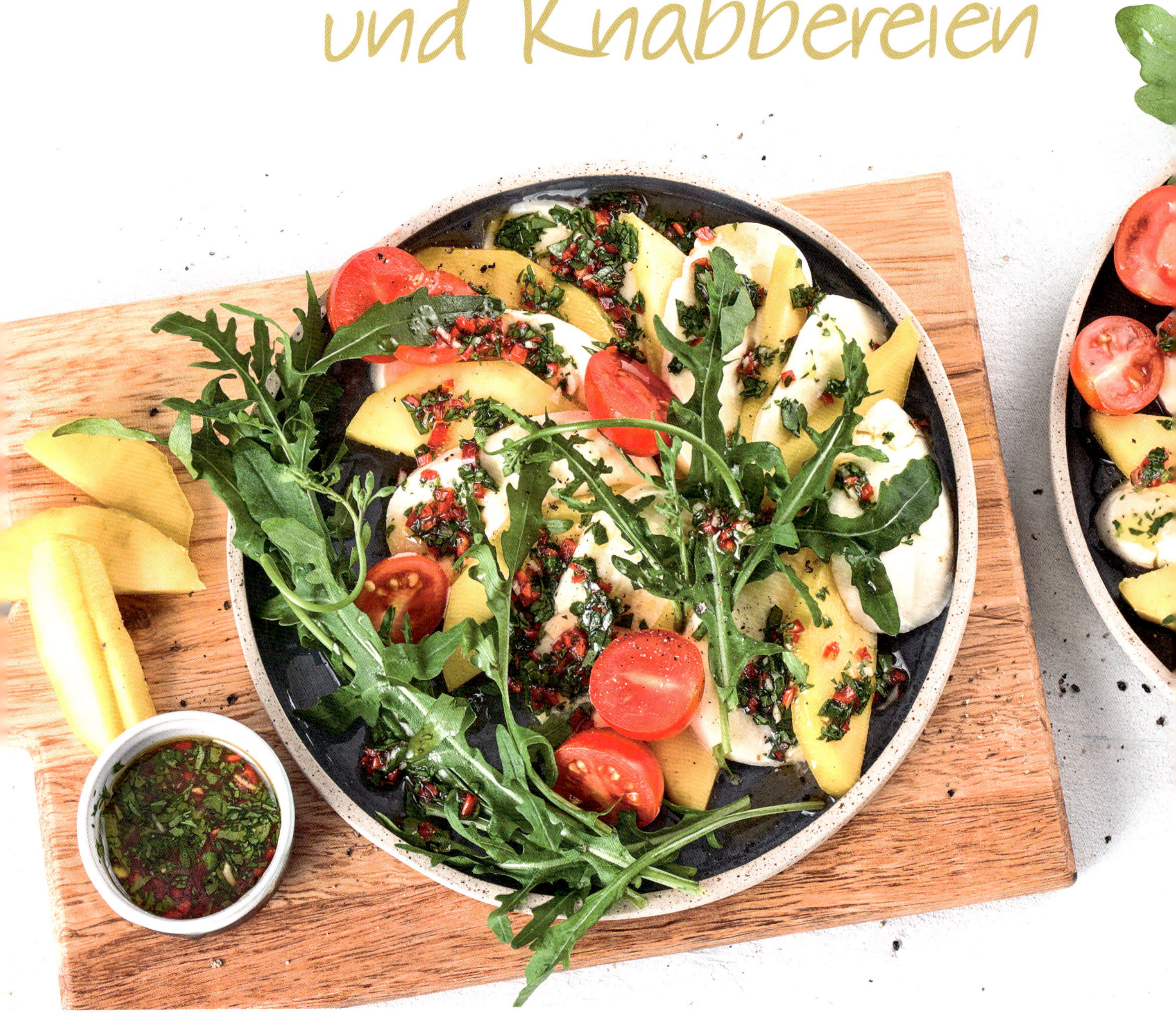

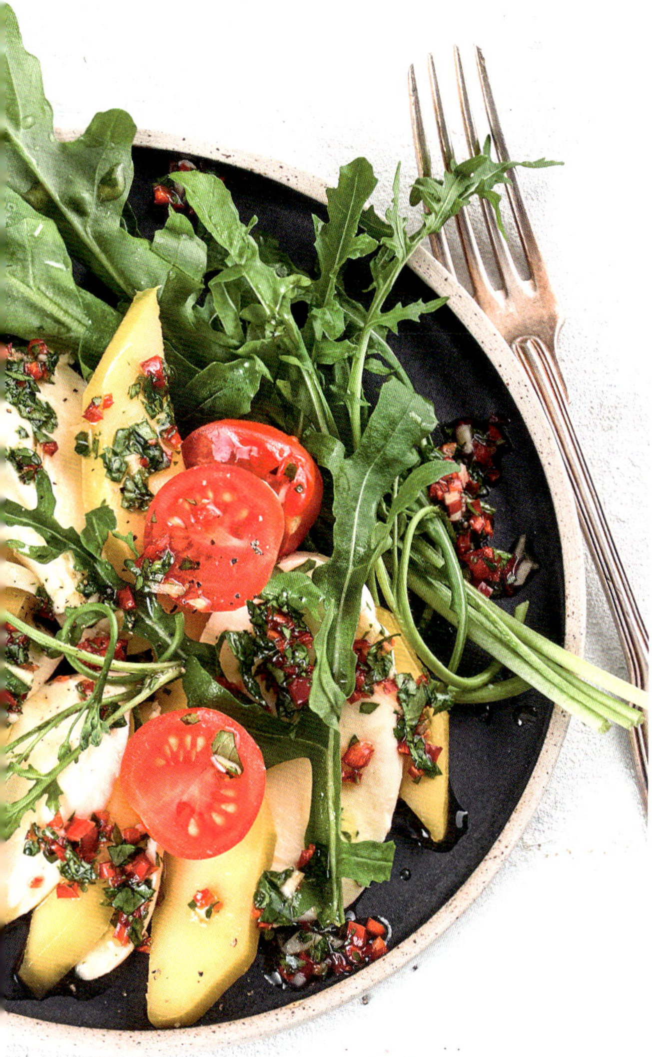

Mango-Mozzi auf Rucola

Für 2 Portionen
15 Min. + 2 Std. oder über Nacht Ziehzeit

1 reife Mango • 250 g Mozzarella • 1 Bund Koriander • 1 Limette • 1 Knoblauchzehe • 1–2 Chilischoten • ½ TL weißer oder brauner Zucker • Salz • frisch gemahlener schwarzer Pfeffer • 1 EL Olivenöl • 50 g Rucola • 10 Kirschtomaten zum Garnieren

- Mango schälen, Fruchtfleisch vom Kern und in Scheiben schneiden. Mozzarella in Scheiben schneiden. Abwechselnd dachziegelartig in eine gut verschließbare flache Dose schichten.

- Für das Dressing Koriander waschen, trocken schütteln, Blätter abzupfen und fein hacken. Limette auspressen, Knoblauch schälen und fein hacken. Chilischote waschen, halbieren, von den Samen befreien und fein hacken. Alles mit Zucker, Salz, Pfeffer und Olivenöl mischen.

- Dressing über die Mango- und Mozzarellascheiben geben, abdecken und kalt stellen. Am besten über Nacht ziehen lassen, durch vorsichtiges Schwenken das Dressing immer wieder über die Scheiben verteilen.

- Rucola waschen und grobe Stiele entfernen. Kirschtomaten waschen und quer halbieren.

- Mango- und Mozzarellascheiben auf zwei Tellern anrichten, mit Rucola und Tomatenhälften garnieren, das Dressing darübergeben.

Nährwerte pro Portion
475 kcal • 33 g F • 26 g E • 18 g KH • 567 mg Ca

Grünkohlchips

Für 4 Portionen
20 Min.

1 kg Grünkohl • Salz • frisch gemahlener schwarzer Pfeffer

- Den Backofen auf 200 °C Umluft vorheizen. Grünkohl waschen, mit Küchenpapier trocken tupfen, Strunk und Stiele entfernen. Blätter grob in Stücke zupfen, mit Salz und Pfeffer würzen, auf einem Backblech flach verteilen.

- 10 Min. im Ofen backen, mit zwei Löffeln vorsichtig auf dem Blech durchmischen, weitere 5–10 Min. backen, bis die Blätter knusprig sind. Aus dem Ofen nehmen und auskühlen lassen.

Tipp Am besten schmecken die Grünkohlchips frisch. Zum Aufbewahren für wenige Tage eine Keksdose mit Küchenpapier auslegen und die Chips ohne Drücken einfüllen.

Nährwerte pro Portion
92 kcal • 2 g F • 11 g E • 6 g KH • 530 mg Ca

Käse-Gemüse-Sticks

Für 2 Portionen
15 Min.

2 große Möhren • ½ Kohlrabi • ¼ Salatgurke • 100 g Schnittkäse (40 % Fett; z. B. Gouda, Edamer, Bergkäse) • 10 Kirschtomaten • 10 Radieschen

- Möhren, Kohlrabi und Gurke schälen. Möhren in 3 Stücke schneiden und der Länge nach vierteln. Kohlrabi und Gurke in Sticks schneiden, ebenso den Käse. Radieschen und Kirschtomaten waschen.

- Alles auf Tellern anrichten und knabbern.

Nährwerte pro Portion
210 kcal • 12 g F • 16 g E • 10 g KH • 508 Ca

Bunte Fenchelrohkost

Für 2 Portionen
15 Min.

1 große Fenchelknolle (ca. 250 g) • 1 Bund Petersilie • 150 g Joghurt (1,5 % Fett) • Saft von ½ Zitrone • 1 Tomate • 1 Orange • 1 Prise Zucker

- Fenchel waschen, vierteln, den Strunk entfernen und den Fenchel in ganz feine Scheiben schneiden. Die Petersilie waschen, trocken schütteln und hacken.

- Joghurt, Zitronensaft und den größten Teil der Petersilie zu einer Marinade verrühren und mit dem Fenchel mischen. Tomate waschen und in Würfel schneiden. Orange mit dem Messer schälen, dabei auch die weiße Haut entfernen. Das Fruchtfleisch würfeln.

- Beides vorsichtig unter die Fenchelrohkost mischen und mit Zucker abschmecken. Mit gehackter Petersilie garnieren.

Variante Für Sellerierohkost den Fenchel durch 5 Stangen Bleichsellerie ersetzen.

Nährwerte pro Portion
125 kcal • 2 g F • 7 g E • 17 g KH • 307 mg Ca

Brokkolibällchen mit Dip

Für 4 Portionen
25 Min. + 2 Stunden Ruhezeit und 20 Minuten Backzeit

250 g Brokkoli • Salz • 1 Knoblauchzehe • 50 g Lauch • 100 g Cheddar oder Bergkäse • 1 Ei • 1 EL gerösteteter geschälter Sesam (s. Tipp Seite 82) • 40 g Paniermehl • 40 g gemahlene geröstete Haselnüsse • frisch gemahlener schwarzer Pfeffer • ¼ TL Curry

Für den Dip
150 g Joghurt (3,5 % Fett) • 2 EL gemischte Kräuter (frisch oder TK) • Salz • frisch gemahlener schwarzer Pfeffer

- Brokkoli putzen, waschen, in kleine Röschen teilen, die kleinen Stiele abschneiden, den Strunk schälen und in kleine Stücke schneiden. Mit Salz und wenig Wasser in 2–3 Minuten bissfest dünsten. Abtropfen, auskühlen lassen und fein hacken. Knoblauch schälen und fein hacken oder durchpressen. Lauch putzen, waschen und ganz fein schneiden. Käse reiben.

- Brokkoli, Lauch, Knoblauch, Käse, Ei, Sesam, Paniermehl und Haselnüsse in eine Schüssel geben, mit Pfeffer, Salz und Curry würzen. Alle Zutaten kräftig zu einer gleichmäßigen Masse kneten. Im Kühlschrank rund 2 Stunden ruhen lassen.

- Den Backofen auf 200 °C vorheizen. Mit nassen Händen aus dem Teig 16 feste Bällchen formen und auf ein mit Backpapier belegtes Backblech legen. Im vorgeheizten Ofen 15–20 Minuten backen.

- Für den Dip Joghurt mit Kräutern mischen, mit Salz und Pfeffer abschmecken.

Nährwerte pro Portion
282 Kcal • 18,5 F • 15,5 E • 13 KH • 495 mg Ca

Knusper-Käsestangen

Für 35–40 Stück
30 Min. + 1 Stunde Ruhezeit + 25 Min. Backzeit

200 g Weizenmehl • 100 g Butter • 1 Prise Salz • ¼ TL gemahlener Kümmel • ¼ TL Backpulver • 150 g Hartkäse (z. B. Emmentaler oder Bergkäse) • 2 Eier • 1–2 EL Milch (1,5 oder 3,5 % Fett) • 3 EL geschälter Sesam

- Mehl in eine Schüssel geben, die kalte Butter in Stückchen schneiden und mit dem Mehl zwischen den Fingern zerkrümeln. Den Käse fein reiben. 120 g Käse zusammen mit Salz, Kümmel, Backpulver, 1 Ei und Milch zu der Mischung geben und daraus einem geschmeidigen Teig kneten. Teig 30 Minuten bis eine Stunde im Kühlschrank ruhen lassen.

- Den Backofen auf 180 °C Umluft vorheizen. Die Hälfte des Teigs möglichst rechteckig 2–3 mm dick ausrollen. Mit einem Teigrad oder Pizzateiler in fingerbreite 10–12 cm lange Streifen schneiden.

- Das zweite Ei verquirlen und den Teig damit bestreichen, mit Sesam bestreuen. Jeden Streifen spiralförmig zweimal in sich verdrehen und nebeneinander mit 2–3 cm Abstand auf ein mit Backpapier belegtes Backblech legen. In 10–12 Minuten goldbraun backen.

- Die zweite Teighälfte ebenso verarbeiten, mit dem restlichen geriebenen Käse bestreuen und backen.

Variante Das Mehl zur Hälfte durch Vollkornmehl ersetzen und 2–3 EL mehr Milch für den Teig verwenden, dann schmecken die Stangen noch kräftiger.

Nährwerte pro Stück
63 kcal • 4 g F • 3 g E • 4 g KH • 50 mg Ca

Brokkolisalat mit Honig-Senf-Dressing

Für 2 Portionen
30 Min.

500 g Brokkoli (oder TK-Brokkoliröschen) • Salz • 250 g Joghurt (1,5 % Fett) • 1 EL scharfer Senf • 2–3 EL Weißweinessig • 1 EL flüssiger Honig • frisch gemahlener schwarzer Pfeffer • ½ Bund glatte Petersilie

- Brokkoli waschen und in Röschen teilen. Den Stiel schälen und in Stücke schneiden. Brokkoli mit wenig Wasser und etwas Salz bissfest dünsten.
- In der Zwischenzeit für das Dressing Joghurt, Senf, Essig und Honig gut verrühren, mit Salz und Pfeffer abschmecken. Das Gemüse noch warm mit dem Dressing vermischen.
- Die Petersilie waschen, trocken schütteln, fein hacken und über den Salat streuen.

Tipps Der Salat schmeckt lauwarm, kann aber auch im Kühlschrank 1–2 Tage aufbewahrt werden. Nicht kühlschrankkalt, sondern kühl servieren.
Das Joghurt-Senf-Dressing passt auch bestens zu Salaten aus gekochtem Blumenkohl, Romanesco, Chinakohl oder in Blattsalate.

Nährwerte pro Portion
170 kcal • 3 g F • 14 g E • 20 g KH • 455 mg Ca

Sesam-Früchte-Powerballs

Für ca. 45 Stück à 12 g
30 Min. + 2 Stunden Trockenzeit

150 g geschälter Sesam • 200 g getrocknete Aprikosen • 200 g getrocknete Feigen • ¼ TL Zimt • ¼ TL gemahlene Fenchelsamen • ¼ TL gemahlene Anissamen • 1 Msp. gemahlener Kardamom • 1–2 EL flüssiger Honig bei Bedarf

- Sesam in einer (beschichteten) Pfanne bei mittlerer Hitze goldbraun rösten. Dabei ständig rühren, damit die Körnchen nicht zu dunkel werden.
- Die Trockenfrüchte sehr fein schneiden oder in der Küchenmaschine fein hacken. Die Hälfte des Sesams unter die Früchte mischen, Gewürze zugeben und kräftig durchkneten.
- Mit feuchten Händen kleine Kugeln formen und in dem restlichen Sesam wälzen. Falls die Masse nicht gut zusammenhält und sich schwer formen lässt, noch etwas Honig untermischen.
- Auf einem mit Backpapier belegten Blech verteilen und 2 Stunden trocknen lassen.

Tipps Die Kugeln in einer gut verschließbaren Dose kühl und vor allem trocken lagern. Wenn Sie statt der einzelnen Gewürze ½ TL Lebkuchengewürz verwenden, schmecken die Kugeln weihnachtlich.

Nährwerte pro Stück
45 kcal • 2 g F • 1 g E • 6 g KH • 41 mg Ca

» Sesam-Früchte-Powerballs

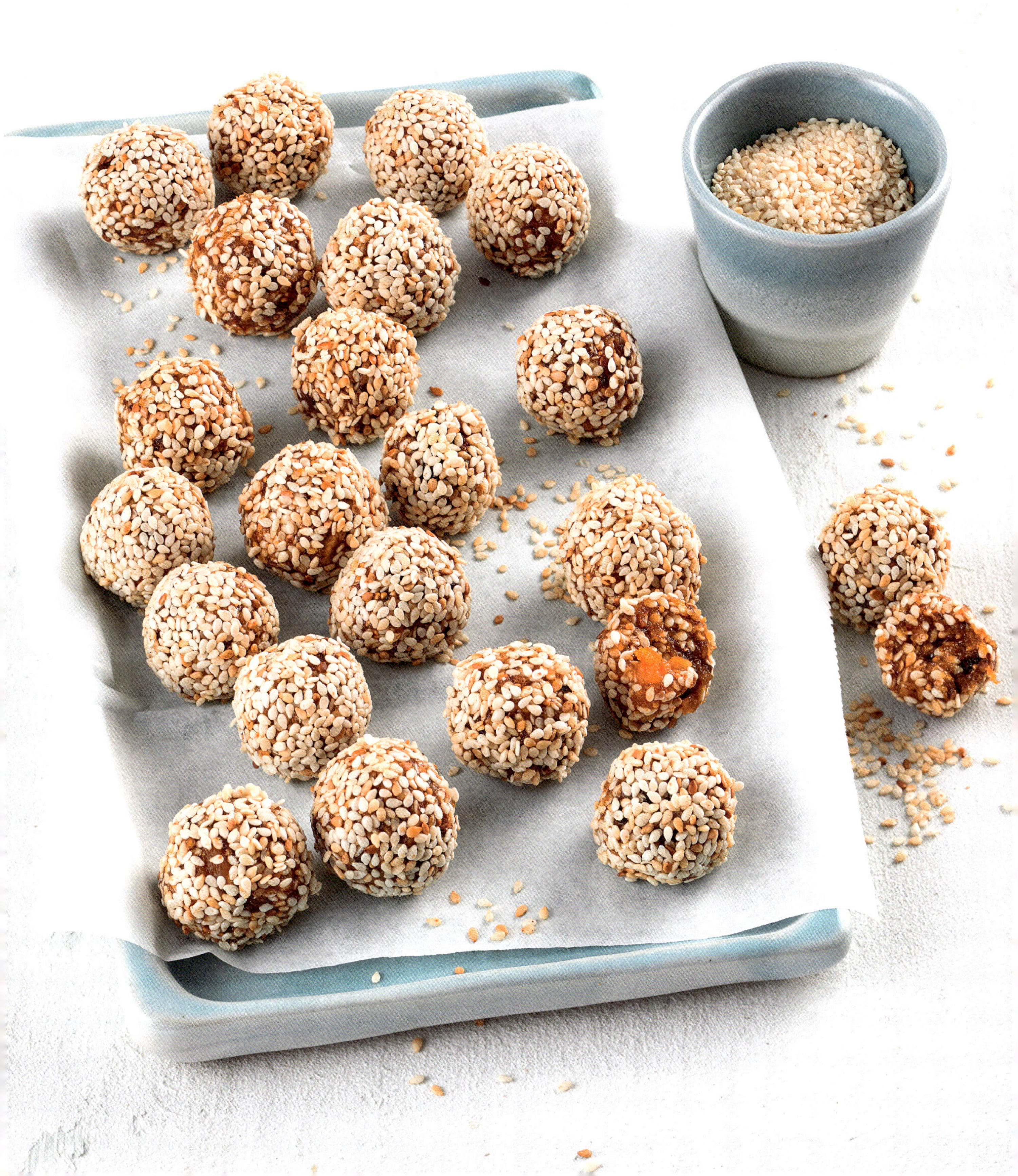

Nudelsalat mit Mozzarella

Für 2 Portionen

30 Min. + 1–2 Std. Ziehzeit

100 g Pasta (z. B. Hörnchen oder Spirelli) • Salz • 125 g Mozzarella • 150 g Kirschtomaten • 2 Stangen Bleichsellerie • 1 Zucchini • 1 rote Zwiebel • 1 EL Kapern (in Essig eingelegt) • 4 EL weißer Balsamico • Zucker • frisch gemahlener schwarzer Pfeffer • 1 EL Olivenöl • 1 Bund frisches Basilikum

- Pasta in reichlich Salzwasser bissfest kochen, abseihen und gut mit kaltem Wasser abschrecken.

- Mozzarella würfeln und kalt stellen. Tomaten waschen und quer halbieren, Bleichsellerie und Zucchini waschen und in Streifen schneiden. Zwiebel schälen, vierteln und in dünne Ringe schneiden. Alles Gemüse und die Kapern zur Pasta geben.

- Balsamico mit Zucker, Salz und Pfeffer gut verrühren und unter den Salat mischen, 1–2 Stunden durchziehen lassen und nochmals abschmecken.

- Vor dem Servieren Basilikum waschen, Blätter abzupfen und fein hacken. Salat mit Olivenöl und Basilikum verfeinern und den Mozzarella darüberstreuen.

Nährwerte pro Portion

465 kcal • 21 g F • 21 g E • 45 g KH • 399 mg Ca

Schneller Sojabohnensalat

Für 2 Portionen

10 Min. + 2 Stunden Ziehzeit

1 Dose Sojabohnen (240 g Abtropfgewicht) • 1 Zwiebel • ½ TL Gemüsebrühe • 100 ml Weißweinessig • ¼ TL gemahlener Kümmel oder Kreuzkümmel • Salz • frisch gemahlener schwarzer Pfeffer • 1 Prise Zucker • 1 EL Olivenöl • 1 EL gehackter Koriander

- Sojabohnen in einem Sieb mit kaltem Wasser abspülen, bis sich kein Schaum mehr bildet, und die Bohnen in eine Schüssel geben. Zwiebeln schälen und in kleine Würfel schneiden. Mit 100 ml Wasser, Brühe, Essig und Kümmel aufkochen, heiß über die Bohnen gießen. Mit Salz, Pfeffer und Zucker würzen und 2 Stunden ziehen lassen.

- Kurz vor dem Servieren nochmals abschmecken, das Öl unterrühren und mit gehackten Korianderblättern bestreuen.

Variante Das Rezept gelingt auch mit Edamame (grüne junge Sojabohnen). Diese gibt es getrocknet oder fertig gegart, vakuumverpackt im Kühlregal oder tiefgekühlt.

Tipp Wenn Sie die Sojabohnen selbst kochen wollen, dann weichen Sie 100 g getrocknete Sojabohnen über Nacht in reichlich kaltem Wasser ein. Mit frischem Wasser in einem Topf zum Kochen bringen und in ca. 1 Stunde gar kochen. Abgießen, mit kaltem Wasser abspülen und auskühlen lassen. Aus 100 g getrockneten Sojabohnen werden 240–260 g gekochte.

Nährwerte pro Portion

290 kcal • 18 g F • 15 g E • 15 g KH • 210 mg Ca

Grüner Bohnensalat mit Tofu

Für 2 Portionen
30 Min. plus 1 Stunde Durchziehzeit

350 g grüne Bohnen (frisch oder TK) • Salz • Bohnenkraut • 2 EL geschälter Sesam • ½ Bund Frühlingszwiebeln • 4 EL Balsamico • 5–6 EL Sojasauce • frisch gemahlener schwarzer Pfeffer • 150 g Tofu natur oder Kräutertofu • 1 TL Curry • 1 TL Chinagewürzmischung • 1–2 EL Mehl zum Wenden • Sonnenblumenöl zum Braten • 2 EL Olivenöl

- Grüne Bohnen mit Salz, Bohnenkraut und wenig Wasser bissfest dünsten. Sesam in einer Pfanne ohne Fett unter Rühren goldbraun rösten und auskühlen lassen. Frühlingszwiebeln waschen und in feine Ringe schneiden, mit 2 EL Balsamico, Pfeffer und der Sojasauce mischen und die noch warmen Bohnen damit marinieren. 30 Minuten bis 1 Stunde durchziehen lassen.

- In der Zwischenzeit Tofu in ca. 1,5 cm große Würfel schneiden und mit Curry, Chinagewürz und der restlichen Sojasauce 10–15 Min. marinieren.

- Sonnenblumenöl in einer Pfanne erhitzen, Tofuwürfel gründlich abtropfen lassen, in Mehl wenden und im Öl braun und knusprig braten.

- Die Bohnen kurz vor dem Servieren mit Olivenöl und geröstetem Sesam verfeinern, auf Tellern anrichten und die Tofuwürfel darauf verteilen.

Nährwerte pro Portion
410 kcal • 27 g F • 22 g E • 19 g KH • 368 mg Ca

Rote-Linsen-Salat mit Feta

Für 2 Portionen
30 Min. plus mind. 1–2 Std. zum Durchziehen

100 g rote Linsen • 1 Zwiebel • 1 TL Gemüsebrühe • ½ TL gemahlener Kreuzkümmel • ½ TL gemahlener Koriander • 4 EL Weißweinessig • 2 Tomaten • 1 gelbe Paprikaschote • 2 Stangen Staudensellerie • 1 Schälchen Kresse • Salz • frisch gemahlener schwarzer Pfeffer • 1 Prise Zucker • 2 EL Olivenöl • 150 g Feta • 2 EL gehackte Korianderblätter

- Linsen in einem Sieb kalt abspülen. Circa 5 Minuten in 500 ml kochendem Wasser garen. Linsen auf einem Sieb abtropfen lassen.

- In der Zwischenzeit für das Dressing die Zwiebel schälen und in kleine Würfel schneiden. 100 ml Wasser mit Gemüsebrühe, Kreuzkümmel, Koriander und Zwiebeln aufkochen, dann den Essig zugeben. Das Dressing heiß über die Linsen gießen, umrühren und mindestens 1–2 Stunden oder über Nacht durchziehen lassen.

- Tomaten waschen, Paprika waschen, halbieren und Samen entfernen. Tomaten und Paprika in kleine Würfel schneiden. Staudensellerie waschen, Fasern abziehen und die Stangen in feine Ringe schneiden.

- Das Gemüse unter die Linsen mischen. Kresse abschneiden, waschen und zugeben. Den Salat mit Salz, Pfeffer und Zucker abschmecken. Nach Möglichkeit noch etwas durchziehen lassen. Mit Olivenöl verfeinern.

- Feta in kleine Würfel schneiden und über den Salat streuen, mit gehacktem Koriander bestreut servieren.

Nährwerte pro Portion
530 kcal • 28 g F • 26 g E • 31 g KH • 310 mg Ca

Kichererbsen-Aufstrich mit Tahin

Für 4 Portionen
15 Min.

1 kleine Dose Kichererbsen (Abtropfgewicht ca. 260 g) • 50 g Tahin (Sesammus) • 1–2 TL flüssiger Honig • 2 EL Sesamöl • Salz • frisch gemahlener schwarzer Pfeffer • ½ TL Sambal Oelek oder Tabasco • frischer Koriander

- Kichererbsen abgießen, mit kaltem Wasser abspülen und mit dem Pürierstab zu einer feinen Masse pürieren.

- Tahin, Honig und Sesamöl unterrühren, mit Salz, Pfeffer und Sambal Oelek oder Tabasco pikant abschmecken. Koriander waschen, trocken schütteln, Blätter abzupfen und sehr fein hacken. Den Aufstrich damit garnieren.

Tipp Schmeckt als Brotaufstrich, als Dip zu Gemüsesticks oder als Partyhäppchen auf Pumpernickeltalern.

Nährwerte pro Portion
220 kcal • 15 g F • 7 g E • 15 g KH • 122 mg Ca

Bruschetta »classica«

Für 2 Portionen
10 Min. + 15 Min. Backzeit

1 Tomate • 125 g Mozzarella (natur oder mit Kräutern) • 1 EL Olivenöl • Salz • frisch gemahlener schwarzer Pfeffer • 1 Knoblauchzehe • italienische Kräutermischung • ½ Vollkornbaguette • frisches Basilikum

- Den Backofen auf 180 °C vorheizen. Tomate waschen und sehr fein würfeln. Mozzarella ebenfalls sehr fein würfeln. Knoblauch schälen und fein hacken.

- Tomate und Mozzarella mit Olivenöl, Salz, Pfeffer, Kräutern und Knoblauch vermischen.

- Baguette schräg in Scheiben schneiden und auf ein mit Backpapier belegtes Backblech legen. Auf jede Scheibe 1 EL Belag geben und im vorgeheizten Ofen 8–10 Minuten knusprig überbacken.

- Basilikumblättchen waschen, in feine Streifen schneiden und kurz vor dem Servieren über die Bruschetta streuen.

Nährwerte pro Portion
355 kcal • 19 g F • 17 g E • 27 g KH • 280 mg Ca

Bruschetta »Toskana«

Für 2 Portionen
10 Min. + 15 Min. Backzeit

1 Tomate • 1 kleine rote Paprikaschote • 1 Knoblauchzehe • 20 g schwarze Oliven ohne Stein • italienische Kräuter (1 EL TK oder 1 TL getrocknet) • Salz • frisch gemahlener schwarzer Pfeffer • ½ Vollkornbaguette • 40 g fester Schafskäse

- Den Backofen auf 180 °C vorheizen. Tomate waschen. Paprika waschen, halbieren und Samen entfernen. Tomaten und Paprika würfeln, Knoblauch schälen und hacken und alles mit dem Pürierstab grob pürieren. Oliven hacken und unterheben. Mit italienischen Kräutern, Salz und wenig Pfeffer würzen.

- Baguette schräg in Scheiben schneiden und nebeneinander auf ein mit Backpapier belegtes Backblech legen. Auf jede Scheibe 1–2 EL Sauce streichen. Käse grob reiben, auf alle Scheiben verteilen und im vorgeheizten Ofen 8–10 Minuten knusprig überbacken.

Nährwerte pro Portion
245 kcal • 9 g F • 10 g E • 32 g KH • 132 mg Ca

» Bruschetta »Toskana«

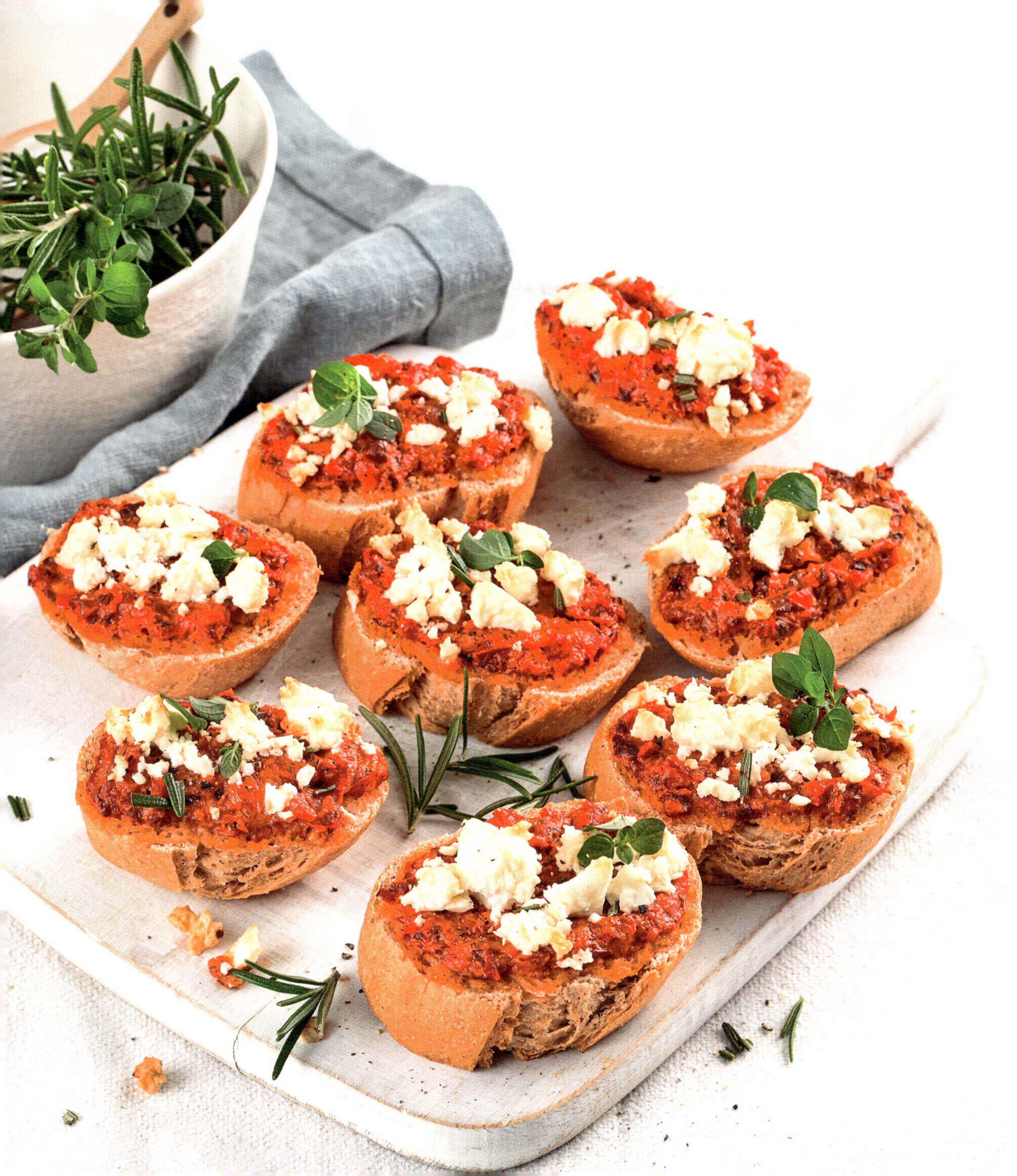

Erdäpfelkas

Für 2 Portionen
15 Min.

200 g gekochte Kartoffeln • 1 Schälchen Kresse • 100 g Joghurt-Frischkäse mit Kräutern (Rahmstufe) • 100 g saure Sahne • frisch geriebene Muskatnuss • gemahlener Kümmel • Salz • frisch gemahlener schwarzer Pfeffer • 1 Bund Schnittlauch • ½ Salatgurke • 1 Bund Radieschen • 100 g Kirschtomaten • 1 gelbe Paprikaschote

- Kartoffeln durch die Kartoffelpresse drücken oder zerstampfen. Kresse abschneiden und waschen. Beides mit Frischkäse, saurer Sahne und Gewürzen mischen. Schnittlauch waschen, trocken schütteln und in feine Ringe schneiden. Die Hälfte davon untermischen, die andere Hälfte zum Garnieren daraufstreuen.

- Gurke schälen und in Scheiben schneiden, Radieschen waschen und vierteln, Kirschtomaten waschen und halbieren, Paprika waschen, halbieren, Samen entfernen und das Fruchtfleisch in Streifen schneiden. Den Erdäpfelkas mit reichlich Rohkost servieren.

Tipp Kann gut vorbereitet und im Kühlschrank 1–2 Tage aufbewahrt werden. Kühl, aber nicht kühlschrankkalt servieren. Eine gute Verwertungsmöglichkeit für übriggebliebene Salz- oder Pellkartoffeln.

Nährwerte pro Portion
280 kcal • 14 g F • 12 g E • 26 g KH • 200 mg Ca

Schnelle Minestrone

Für 4 Portionen
20 Min.

1 Zwiebel • 1 Knoblauchzehe • 2 EL Olivenöl • 400 g TK-Suppengemüse • 1 EL Tomatenmark • 400 g stückige Tomaten (Dose) • 1 EL Gemüsebrühe • Salz • frisch gemahlener schwarzer Pfeffer • Majoran • Thymian • 40 g Suppennudeln (z. B. kleine Muscheln) • 80 g Parmesan • frisches Basilikum

- Zwiebel schälen und fein würfeln. Knoblauchzehe schälen und sehr fein hacken oder durchpressen. Beides in Öl dünsten, bis die Zwiebeln glasig sind. Tomatenmark zugeben kurz mitrösten, dann Gemüse und Dosentomaten zugeben, mit 300 ml Wasser aufgießen, Brühe zugeben und aufkochen lassen. Hitze reduzieren und mit geschlossenem Deckel ca. 5 Minuten bei schwacher Hitze garen.

- Die Nudeln zugeben und in der Suppe mitgaren (je nach Sorte 5–8 Minuten, siehe Packungsanweisung). Parmesan reiben, Basilikum waschen, Blätter abzupfen und in Streifen schneiden.

- Die Suppe mit geriebenem Parmesan und Basilikum servieren.

Tipp Wenn Sie frisches Gemüse verwenden wollen, eignen sich z. B. Möhren, Zucchini, Lauch, Wirsing, Weißkraut und Staudensellerie.

Nährwerte pro Portion
240 kcal • 14 g F • 12 g E • 16 g KH • 302 mg Ca

Gemüse-Kräuter-Quark

Für 2 Portionen
15 Min.

250 g Speisequark (20 % Fett i. Tr.) • 150 g Joghurt (3,5 % Fett) • 100 g Möhre • 100 g Knollensellerie • 1 Bund Schnittlauch • 1 Schälchen Kresse • ½ TL Räucherpaprika • Salz • frisch gemahlener schwarzer Pfeffer • 1 Prise Zucker

- Quark und Joghurt glatt rühren. Möhre und Sellerie schälen und sehr fein reiben. Schnittlauch waschen, trocken schütteln und in feine Röllchen schneiden. Kresse abschneiden, in einem Sieb waschen und fein hacken.

- Alles mit der Quarkmasse mischen und mit Räucherpaprika, Salz, Pfeffer und Zucker gut abschmecken.

Tipp Schmeckt als Brotaufstrich oder zu Pellkartoffeln.

Nährwerte pro Portion
226 kcal • 10 g F • 20 g E • 12 g KH • 304 mg Ca

Thunfisch-Mousse

Für 4 Portionen
15 Min.

1 kleine Dose Thunfisch im eigenen Saft (140 g Abtropfgewicht) • 4 Sardellenfilets • ½ TL Kapern plus einige für die Deko • einige grüne Pfefferkörner (in Sud) • abgeriebene Schale von ½ Bio-Zitrone • 1 TL mittelscharfer Senf • 200 g Joghurt-Frischkäse (Rahmstufe) • 1–2 EL gehackte Petersilie

- Thunfisch und Sardellenfilets abtropfen lassen und zusammen mit Kapern und Pfefferkörnern mit dem Pürierstab pürieren oder durch den Fleischwolf drehen. Abgeriebene Zitronenschale zugeben. Alles mit Senf und Frischkäse kurz zu einer glatten Paste verrühren.

- Zum Servieren mit gehackter Petersilie bestreuen und mit Kapern garnieren.

Tipp Langes und kräftiges Rühren macht den Aufstrich dünnflüssig, daher nur kurz und vorsichtig rühren!

Nährwerte pro Portion
165 kcal • 11 g F • 14 g E • 3 g KH • 86 mg Ca

Schafskäse-Chia-Aufstrich

Für 4 Portionen
15 Min.

1 Pk. fettarmer Feta (180–200 g) • 1 Pk. Joghurt-Frischkäse (Rahmstufe, 200 g) • 125 g Speisequark (20 % Fett) • 1 EL Chia-Samen • 1 TL Olivenöl • Salz • frisch gemahlener schwarzer Pfeffer • 1 Prise Zucker

- Feta mit der Gabel fein zerdrücken, mit Frischkäse und Quark glatt rühren.

- Chia-Samen und Olivenöl unterrühren, mit Salz, Pfeffer und Zucker abschmecken.

Das passt dazu Vollkornbrot und reichlich Rohkost (frische Paprika, Kirschtomaten, Kohlrabisticks, Gutkenscheiben etc.)

Varianten Mit Chiliflocken pikant abschmecken, mit 1–2 EL Meerrettich verrühren, mit 4 TL Ajvar variieren oder fein gehackten Knoblauch zugeben.

Nährwerte pro Portion
285 kcal • 23 g F • 17 g E • 3 g KH • 320 mg Ca

Lauchcremesuppe mit Käsebaguette

Für 4 Portionen
30 Min.

2 kleine Lauchstangen • 1 EL Öl • 1 EL Mehl • 1 EL Gemüsebrühe • Salz • schwarzer Pfeffer • Muskatnuss • gemahlener Kümmel • 8 Scheiben Vollkornbaguette • 2 EL rotes Pesto • 80 g Emmentaler • 150 ml Kaffeesahne (10 % Fett)

- Lauch putzen, gründlich waschen und in feine Ringe schneiden. In Öl andünsten und das Mehl darüberstäuben. Mit 750 ml kaltem Wasser aufgießen, Brühe und Gewürze zugeben und 10–15 Minuten kochen lassen.

- Backofen auf 180 °C vorheizen. Das Vollkornbaguette schräg in 8 Scheiben schneiden, jede Scheibe dünn mit Pesto bestreichen und auf ein mit Backpapier belegtes Blech legen. Käse reiben, auf den Brotscheiben verteilen und im Ofen schmelzen lassen.

- Suppe mit Kaffeesahne verfeinern und abschmecken. In Teller füllen, je 2 Baguettescheiben darauflegen und sofort servieren.

Nährwerte pro Portion
294 kcal • 16 g F • 13 g E • 25 g KH • 341 mg Ca

Brokkolisuppe

Für 4 Portionen
30 Min.

500 g Brokkoli • 1 Zwiebel • 1 EL Öl • 1 EL Mehl • 1 EL Gemüsebrühe • ½ Bund glatte Petersilie • Salz • frisch gemahlener schwarzer Pfeffer • frisch geriebene Muskatnuss • 100 ml Kaffeesahne (10 % Fett) • 50 g Joghurt-Frischkäse (Rahmstufe)

- Brokkoli waschen, Röschen abschneiden und in kleine Stücke teilen. Stiel schälen und kleinschneiden. Zwiebel schälen und würfeln.

- Zwiebel und Brokkolistiele in Öl anbraten. Mit Mehl bestäuben, mit 750 ml Wasser aufgießen und Brühe zugeben.

- Ca. 15 Min. kochen, anschließend pürieren. Brokkoliröschen zugeben und ca. 5 Min. darin garen. Petersilie waschen und Blättchen fein hacken.

- Suppe mit Salz, Pfeffer und Muskat würzen, mit Frischkäse und Kaffeesahne verfeinern und mit Petersilie bestreut servieren.

Nährwerte pro Portion
150 kcal • 9 g F • 8 g E • 9 g KH • 189 mg Ca

Kalte Gurken-Dill-Suppe

Für 2 Portionen
15 Min.

1 Salatgurke • 150 g Joghurt (3,5 % Fett) • ½ Bund Dill • Salz • frisch gemahlener schwarzer Pfeffer • frisch gepresster Saft von ½ Zitrone • 1 Prise Zucker • 1 rote Peperoni

- Gurke schälen, halbieren und die Kerne mit einem Löffel herauskratzen. Die Hälfte des Fruchtfleischs grob zerkleinern und zusammen mit dem Joghurt pürieren. Die andere Hälfte grob raspeln, zugeben und alles mit Salz, Pfeffer, Zitronensaft und Zucker abschmecken.

- Peperoni halbieren, Samen und weiße Häute entfernen und das Fruchtfleisch in feine Streifen schneiden.

- Suppe gut gekühlt servieren, mit den Peperonistreifen garnieren.

Nährwerte pro Portion
90 kcal • 3 g F • 4 g E • 10 g KH • 138 mg Ca

» Lauchcremesuppe mit Käsebaguette

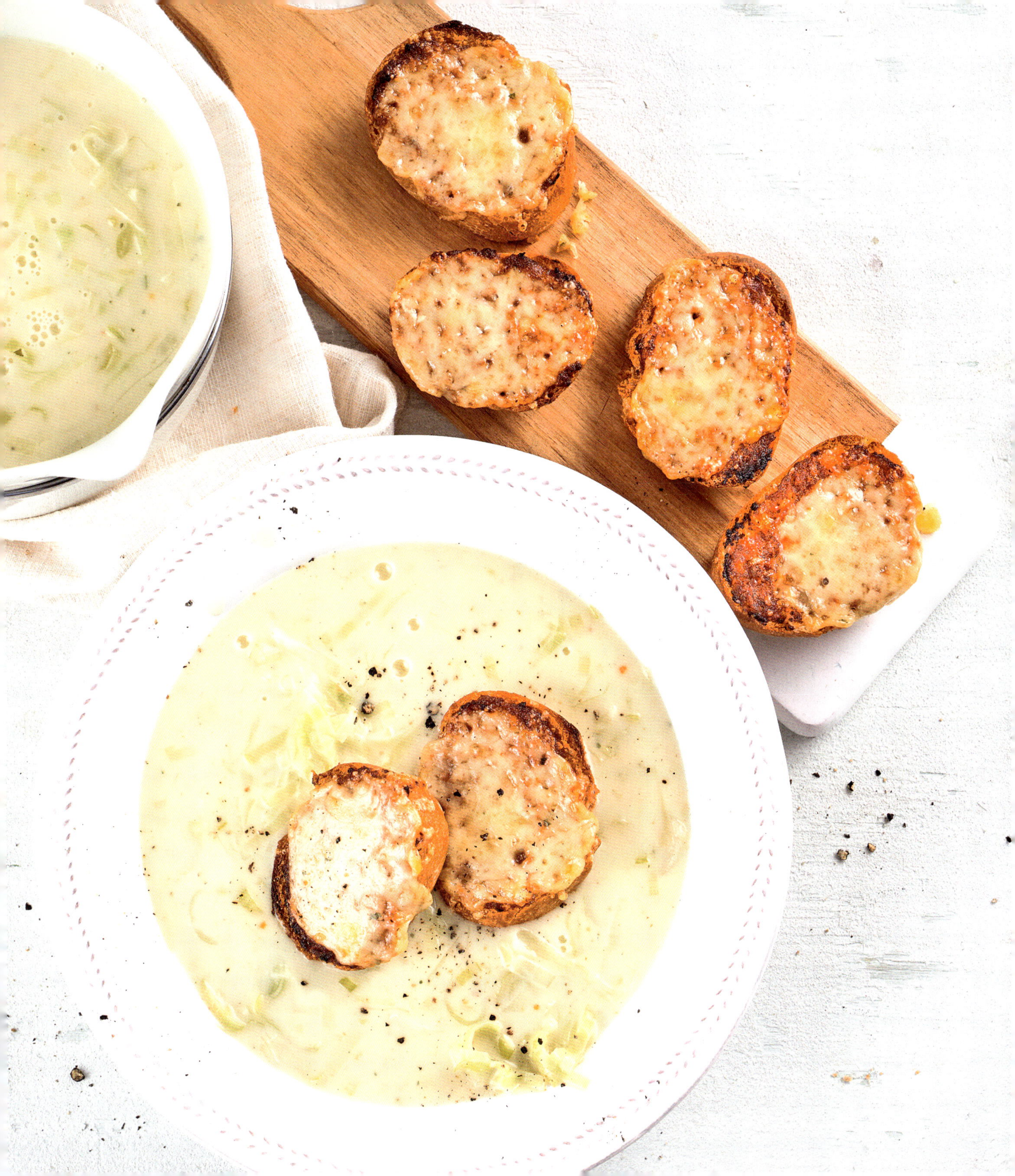

Zum Sattessen

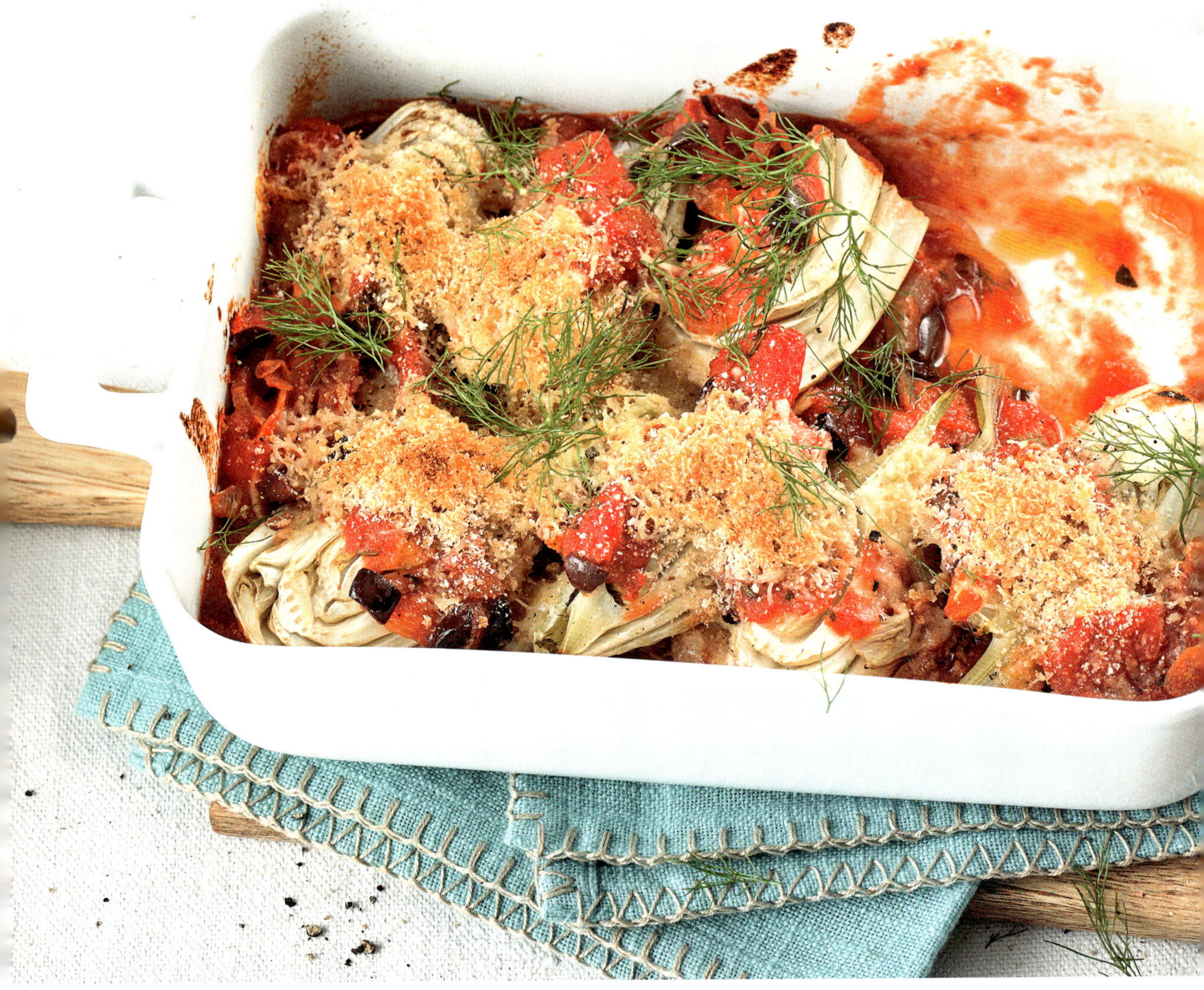

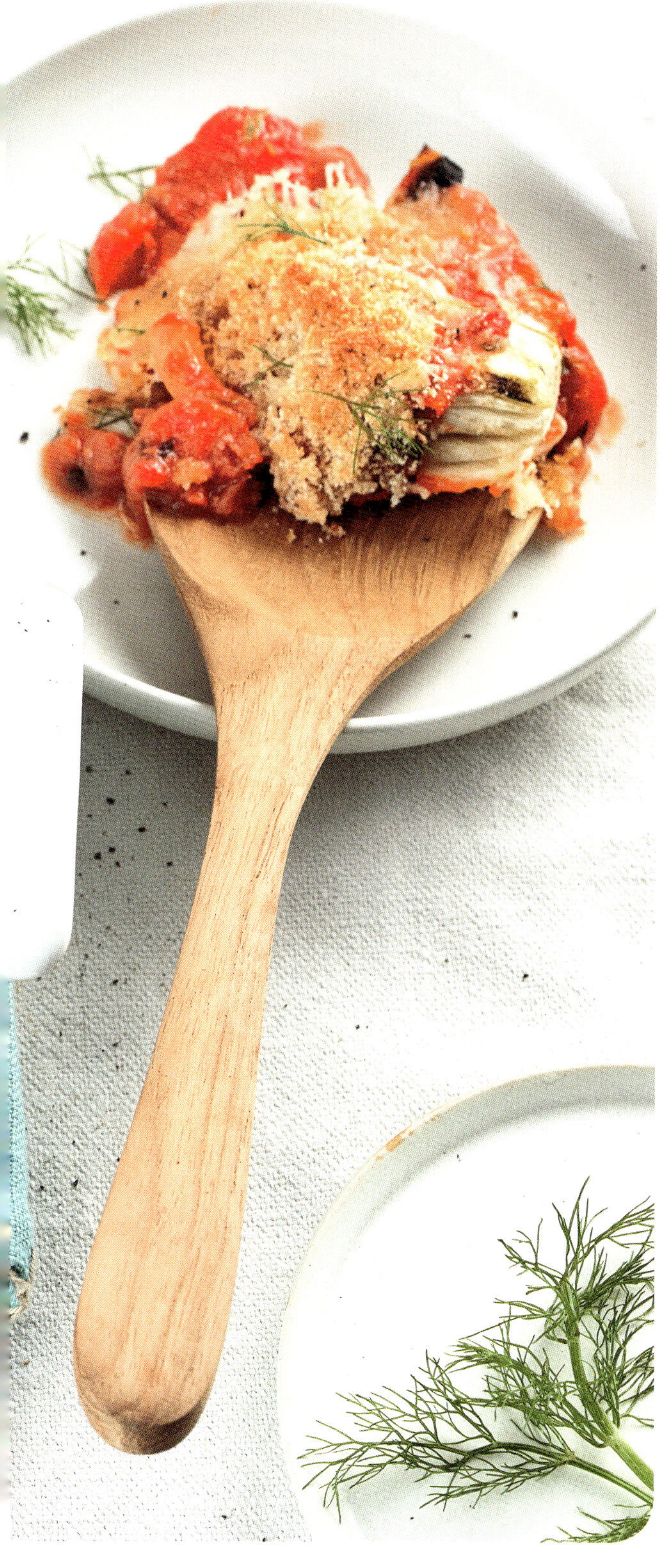

Fenchel-Tomaten-Gratin

Für 2 Portionen

20 Min.

2 kleine Fenchelknollen • 1 kleine Zwiebel • 1 Knoblauchzehe • 1 EL Olivenöl plus etwas für die Form • 100 ml trockener Weißwein oder Wasser • 50 g schwarze Oliven ohne Stein • 400 g stückige Tomaten (Dose) • Thymian • Rosmarin • Salz • frisch gemahlener schwarzer Pfeffer • 2 EL Paniermehl • 40 g Parmesan

- Fenchel waschen, grüne Blätter abschneiden und beiseitelegen. Knollen längs vierteln. Zwiebel schälen, vierteln und in Ringe schneiden. Knoblauch schälen und hacken.

- Zwiebel und Knoblauch in einem Topf in Olivenöl anbraten, mit Weißwein oder Wasser ablöschen, Fenchelstücke zugeben und ca. 10 Minuten zugedeckt dünsten. Dann den Fenchel herausnehmen und mit der Außenseite nach unten in einer kleinen gefetteten Auflaufform verteilen.

- Den Backofen auf 180 °C vorheizen. Oliven grob hacken, zu den Zwiebeln geben und kurz mitbraten. Dosentomaten zugeben, mit Kräutern, Salz und Pfeffer abschmecken und über den Fenchel verteilen. Im vorgeheizten Ofen ca. 15 Minuten garen. Den Käse reiben, mit Paniermehl vermischen und über das Gemüse streuen, weitere 15 Minuten überbacken.

- Fenchelgrün fein hacken und das Gratin kurz vor dem Servieren damit bestreuen.

Nährwerte pro Portion

410 kcal • 25 g F • 15 g E • 22 g KH • 500 mg Ca

Limburger »mit Musik«

Für 2 Portionen
30 Min.

200 g weißer Rettich • ¼ Salatgurke • 1 Bund Radieschen • 1 kleine rote Zwiebel • 50 ml Weißweinessig • Salz • frisch gemahlener schwarzer Pfeffer • ¼ TL gemahlener Kümmel • 2 EL Sonnenblumenöl • 200 g Limburger (20 % Fett i. Tr.)

- Rettich und Gurke schälen, der Länge nach vierteln und in dünne Scheiben schneiden. Radieschen waschen und in dünne Scheiben schneiden. Zwiebel schälen, vierteln und in dünne Ringe schneiden. Mit 50 ml Wasser, Essig, Salz, Pfeffer und Kümmel marinieren, 20–30 Min. durchziehen lassen.

- Limburger in ½ cm dicke Scheiben schneiden und dachziegelartig auf zwei Tellern verteilen. Den Salat mit dem Öl mischen und abschmecken. Neben dem Käse auf den Teller häufen, das Dressing auch über den Käse träufeln.

Das passt dazu Vollkornbrot oder ein Kornspitz (Körnerbrötchen)

Nährwerte pro Portion
311 kcal • 19 g F • 28 g E • 5 g KH • 583 mg Ca

Kohlrabischnitzel mit Sesamkruste

Für 2 Portionen
20 Min.

2 Kohlrabi • Salz • schwarzer Pfeffer • 20 g Mehl • 1 Ei • 2 EL Paniermehl • 4 EL geschälter Sesam • 6 EL Öl

- Kohlrabi schälen und in ca. 1 cm dicke Scheiben schneiden. Mit Salz und Pfeffer würzen. Ei in einem tiefen Teller mit Salz und Pfeffer verquirlen. Paniermehl und Sesam in einem zweiten Teller mischen. Kohlrabischeiben in Mehl wenden, dann durchs Ei ziehen und zum Schluss im Paniermehl wenden.

- Das Öl einer Pfanne erhitzen und die Kohlrabi von beiden Seiten goldbraun backen.

Das passt dazu Kartoffelsalat oder Salzkartoffeln, Blattsalate oder gemischter Salat.

Tipp Wer den Kohlrabi weicher mag, kann die Scheiben vor dem Panieren ca. 5 Minuten dünsten oder die gebackenen Scheiben im Ofen bei 180 °C einige Minuten nachbacken.

Nährwerte pro Portion
540 kcal • 44 g F • 13 g E • 24 g KH • 307 mg Ca

Schwarzwurzeln mit Käsesauce

Für 2 Portionen
20 Min.

450 g TK-Schwarzwurzeln • Salz • 1 TL Butter • 1 EL Mehl • 250 ml Milch (1,5 % Fett), etwas mehr nach Bedarf • ½ TL Gemüsebrühe • Salz • schwarzer Pfeffer • ¼ TL gemahlener Kümmel • 30 g Gouda (40 % Fett i.Tr.) • 50 g Joghurt-Frischkäse mit Kräutern (Rahmstufe) • 2 EL fein gehackte Petersilie

- Schwarzwurzeln mit Salz und wenig Wasser bissfest dünsten.

- Butter schmelzen, Mehl einrühren und mit Milch aufgießen. Mit Gemüsebrühe, Salz, Pfeffer und Kümmel würzen, aufkochen und ca. 5 Minuten bei schwacher Hitze köcheln lassen. Wird die Sauce zu dick, etwas Milch oder Wasser zugeben. Gouda reiben und zusammen mit dem Frischkäse zugeben, kurz aufkochen lassen, von der Herdplatte nehmen und die Sauce abschmecken.

- Schwarzwurzeln auf Tellern anrichten, Sauce darübergeben und mit Petersilie bestreuen.

Nährwerte pro Portion
285 kcal • 17 g F • 16 g E • 17 g KH • 439 mg Ca

Gemüse-Antipasti aus dem Kontaktgrill

Für 2 Portionen
30 Min.

1 Zucchini • 1 Aubergine • 3 EL Olivenöl • Thymian • Oregano • 1 rote Paprikaschote • 1 gelbe Paprikaschote • Salz • frisch gemahlener schwarzer Pfeffer • 4 EL Balsamico • Balsamicocreme • 40 g Parmesan

- Zucchini und Aubergine waschen und schräg in ca. 6 mm dicke Scheiben schneiden. In zwei Schüsseln jeweils mit 1 EL Öl, Salz, Thymian und Oregano mischen.

- Paprika waschen, mit dem Stiel nach oben aufstellen und rund um das Kernhaus von oben nach unten 4 gerade Platten abschneiden. Zum Schuss auf die Seite drehen und den Boden abschneiden. Paprikascheiben mit Salz, Pfeffer und 1 EL Olivenöl mischen.

- Kontaktgrill aufheizen und die Zucchinischeiben darin grillen, bis sie ein schönes Grillmuster haben und noch bissfest sind. Dachziegelartig auf einer Platte oder zwei Tellern anrichten. Dann auch Auberginen und Paprika grillen und dachziegelartig schichten. Auf dem Teller bzw. der Platte mit Balsamico beträufeln und mit Balsamicocreme verzieren.

- Parmesan über das angerichtete Gemüse hobeln. Antipasti lauwarm oder kalt servieren.

Tipp Schmeckt kalt auch nach Stunden oder am nächsten Tag.

Nährwerte pro Portion
360 kcal • 26 g F • 12 g E • 19 g KH • 310 mg Ca

Wirsingeintopf mit Rindfleisch

Für 4 Portionen
1 Std.

1 kg Wirsing • 300 g Rindfleisch (aus der Hüfte) • 2 EL Öl • 1 Zwiebel • 300 g Kartoffeln • 2 Möhren • 100 g Sellerie • 1 kleine Lauchstange • 1 EL Öl • 1 EL Gemüsebrühe • 1 TL gemahlener Kümmel • Majoran • Salz • frisch gemahlener schwarzer Pfeffer

- Vom Wirsing die äußeren welken Blätter entfernen. Blätter vom Strunk schneiden, waschen, die groben Blattrippen entfernen und die Blätter in Streifen schneiden.

- Rindfleisch in 2 cm große Würfel schneiden. In einem großen Topf in 1 EL Öl kräftig anbraten, herausnehmen.

- In der Zwischenzeit Zwiebel schälen und fein würfeln. Kartoffeln, Möhren und Sellerie schälen, Kartoffeln in größere, übriges Gemüse in kleinere Würfel schneiden. Lauch längs vierteln, gründlich waschen und in Ringe schneiden.

- Zwiebeln in einem Topf im restlichen Öl glasig dünsten, dann Möhre und Sellerie zugeben und mitbraten, anschließend Wirsing dazugeben und unter Rühren weiterbraten, bis alles Gemüse ein wenig gebräunt ist. Mit 500 ml Wasser aufgießen, Gemüsebrühe, Kümmel, Majoran, Fleisch und Kartoffeln dazugeben, alles gut verrühren und ca. 20 Minuten köcheln lassen. Dann den Lauch zugeben und in ca. 10 Minuten fertig garen. Mit Salz und Pfeffer abschmecken.

Nährwerte pro Portion
300 kcal • 14 g F • 24 g E • 20 g KH • 162 mg Ca

Ofengemüse mit Grillkäse

Für 2 Portionen
20 Min. + 30 Min. Backzeit

ca. 200 g Hokkaido-Kürbis • 1 Zucchini • kleine Fenchelknolle • 1 große Möhre • ½ Stange Lauch • 1 rote Zwiebel • 100 g Kirschtomaten • Salz • frisch gemahlener schwarzer Pfeffer • Thymian • Oregano • 250 g Halloumi (Grillkäse) • 2 EL Olivenöl

- Kürbis waschen, Kerne entfernen und das Fruchtfleisch in 2 cm große Würfel schneiden. Zucchini waschen und in ebenso große Würfel schneiden. Fenchel waschen, halbieren, Strunk entfernen und in ebenso große Würfel schneiden. Möhre schälen, längs halbieren oder vierteln, Lauch waschen und längs vierteln, beides in 3–4 cm lange Stücke schneiden. Zwiebel schälen und in Spalten schneiden, Kirschtomaten waschen.

- Den Backofen auf 180 °C (Umluft) vorheizen. Alles Gemüse in einer Schüssel mit Gewürzen, Kräutern und 1 EL Olivenöl mischen. Auf einem Backblech verteilen und ca. 30 Minuten im Ofen backen.

- In der Zwischenzeit Grillkäse in der Pfanne im restlichen Olivenöl von beiden Seiten bräunen, mit dem Ofengemüse genießen.

Tipp Hokkaidokürbis muss nicht geschält werden. Andere Kürbissorten sollten Sie schälen.

Nährwerte pro Portion
545 kcal • 40 g F • 31 g E • 15 g KH • 676 mg Ca

Gnocchi-Zucchini-Pfanne mit Gorgonzola

Für 2 Portionen
20 Min.

400 g Gnocchi di Patate (Fertigprodukt, Kühlregal) • 2 EL Olivenöl • 1 Knoblauchzehe • 2 kleine Zucchini • 1 dünne Lauchstange • 100 ml Kaffeesahne (4 % Fett) • Salz • frisch gemahlener schwarzer Pfeffer • frisch geriebene Muskatnuss • ½ TL Gemüsebrühe • 50 g Gorgonzola oder anderer Blauschimmelkäse • 50 g fettarmer Schnittkäse • 2 EL gehacktes Basilikum

- Gnocchi in einer (beschichteten) Pfanne in 1 EL Olivenöl bei mittlerer Hitze hellbraun braten, dabei immer wieder umrühren, auf einen Teller geben und beiseitestellen.

- In der Zwischenzeit Knoblauch schälen und fein hacken. Zucchini waschen und in 1 cm große Würfel schneiden. Lauch längs vierteln, gründlich waschen und in 1 cm breite Ringe schneiden.

- Zucchini in der Pfanne in 1 EL Olivenöl anbraten, Knoblauch und Lauch zugeben, kurz mitdünsten, mit Kaffeesahne ablöschen, mit Salz, Pfeffer, Muskat und Gemüsebrühe würzen.

- Gorgonzola in Stücke schneiden, zugeben und erhitzen, bis sich der Käse aufgelöst hat. Schnittkäse reiben. Gnocchi vorsichtig unter das Gemüse heben, den Käse darüberstreuen, Deckel auflegen und erhitzen, bis der Käse geschmolzen ist. Mit Basilikum bestreut servieren.

Nährwerte pro Portion
615 kcal • 34 g F • 42 g E • 34 g KH • 517 mg Ca

Griechische Vollkorn-Gemüsepizza

Für 1 Blech / 6 Stücke
30 Min. + 30–40 Min. Gehzeit + 20–30 Min. Backzeit

Für den Teig
- 300 g Vollkorn-Weizenmehl plus etwas zum Ausrollen
- 1 Prise Salz
- 1 Würfel Hefe (42 g)
- 1 TL Zucker
- 1 EL Olivenöl
- 150–200 ml lauwarmes Wasser

Für den Belag
- 1 Aubergine
- 1 Zwiebel
- 1 gelbe Paprikaschote
- 400 g stückige Tomaten (Dose)
- Salz
- frisch gemahlener schwarzer Pfeffer
- Oregano
- Chilipulver nach Belieben
- 1 EL Kapern
- 100 g fettarmer Schnittkäse (30 % Fett i.Tr.)
- 300 g Feta (fettreduziert)
- 50 g geschälter Sesam

- Aubergine waschen und in ½ cm dicke Scheiben schneiden. Ein großes Brett oder Tablett mit Salz bestreuen, die Auberginenscheiben darauf verteilen und mit Salz bestreuen. Brett (z. B. im Waschbecken) leicht schräg stellen, sodass das austretende Wasser ablaufen kann.

- In der Zwischenzeit für den Teig Mehl und Salz mischen. Hefe in ein Schälchen krümeln, mit Zucker, 2 EL lauwarmem Wasser und 1 TL Mehl verrühren. An einem warmen Ort gehen lassen, bis der Vorteig sein Volumen verdoppelt hat.

- Vorteig zum restlichen Mehl geben und mit Öl und 150–200 ml lauwarmem Wasser zu einem glatten Teig kneten. Zugedeckt ca. 30 Min. an einem warmen Ort gehen lassen, bis sich sein Volumen verdoppelt hat.

- Für den Belag die Zwiebel schälen, halbieren und in feine Ringe schneiden. Paprika halbieren, Samen entfernen, das Fruchtfleisch waschen und in feine Streifen schneiden. Dosentomaten mit Salz, Pfeffer, Oregano und Chilipulver nach Belieben würzen. Schnittkäse reiben und Feta zerkrümeln.

- Den Backofen auf 200 °C vorheizen. Ein Backblech mit Backpapier oder Permanent-Backfolie belegen. Teig auf einer bemehlten Arbeitsfläche ausrollen und auf das Blech legen. Gleichmäßig mit der Tomatenmasse bestreichen. Geriebenen Schnittkäse gleichmäßig darauf verteilen.

- Auberginenscheiben mit Küchenpapier trocken tupfen. Zwiebeln, Paprika, Auberginen und Kapern auf der Pizza verteilen. Feta und Sesam auf die Pizza streuen. Pizza im vorgeheizten Ofen in 25–35 Minuten knusprig backen.

Das passt dazu ein großer gemischter Salat.

Nährwerte pro Stück
423 kcal • 20 g F • 23 g E • 37 g KH • 485 mg Ca

Sojabohnencurry mit Gemüse

Für 2 Portionen
20 Min.

1 kleine Dose Sojabohnen (Abtropfgew. 240 g) • 2 Möhren • 200 g Kartoffeln • 1 Stange Lauch • 1 Zwiebel • 1 EL Olivenöl (oder Sesamöl) • 1 TL rote Currypaste • Salz • gemahlener Kreuzkümmel • gemahlener Koriander • 1 TL Gemüsebrühe • 100 ml Kokosmilch oder Kaffeesahne (10 % Fett) • 2 EL gehackte Korianderblätter

- Sojabohnen auf einem Sieb mit kaltem Wasser abspülen und abtropfen lassen. Möhren und Kartoffeln schälen und in ca. 1 cm große Würfel schneiden. Lauch längs halbieren, gründlich waschen und in 1 cm dicke Ringe schneiden. Zwiebel schälen und fein würfeln.

- Die Zwiebel in dem Öl anbraten. Möhren und Kartoffeln zugeben, dann Currypaste, Salz, Kreuzkümmel und Koriander ebenfalls zugeben und kurz mitrösten. Mit 100 ml Wasser ablöschen, Gemüsebrühe dazugeben und ca. 10 Minuten zugedeckt dünsten.

- Frühlingszwiebeln, Kokosmilch oder Kaffeesahne und Sojabohnen zugeben, aufkochen und 5 Minuten ziehen lassen. Abschmecken und mit gehackten Kräutern servieren.

Variante Das Rezept gelingt auch mit Edamame (grüne junge Sojabohnen). Es gibt sie getrocknet, gegart und vakuumverpackt im Kühlregal oder tiefgekühlt.

Nährwerte pro Portion
390 kcal • 19 g F • 20 g E • 35 g KH • 283 mg Ca

Mediterrane Amarant-Gemüse-Pfanne

Für 2 Portionen
40 Min.

1 EL Gemüsebrühe • 100 g Amarant • 1 Zwiebel • 1 Möhre • ½ Lauchstange • 1 gelbe Paprikaschote • 1 Zucchini • 50 g getrocknete Soft-Tomaten • einige schwarze Oliven ohne Stein • 1 EL Rapsöl • 1 TL Kapern • Salz • frisch gemahlener schwarzer Pfeffer • ½ TL Thymian • gemahlener Rosmarin • ½ TL Räucherpaprika • 30 g Parmesan

- 250 ml Wasser mit der Brühe aufkochen, den Amarant zugeben und bei schwacher Hitze ca. 30 Min. quellen lassen.

- Inzwischen Zwiebel schälen und fein hacken. Das übrige Gemüse waschen, bei Bedarf schälen und in Streifen schneiden. Getrocknete Tomaten klein hacken und Oliven halbieren.

- Zwiebel mit Öl glasig dünsten, Gemüse zugeben, mit Salz, Pfeffer, Thymian, Rosmarin und Räucherpaprika würzen und im eigenen Saft schmoren lassen. Wenn das Gemüse noch etwas Biss hat, gegarten Amarant, Kapern, Tomaten und Oliven unterrühren. Alles kurz durchziehen lassen und nochmals abschmecken.

- Auf Tellern anrichten und frischen Parmesan darüberraspeln oder -hobeln.

Nährwerte pro Portion
500 kcal • 23 g F • 19 g E • 54 g KH • 406 mg Ca

Käsespätzle mit Pilzen

Für 2 Portionen
20 Minuten

1 Zwiebel • 250 g Champignons • 1 EL Rapsöl • 250 g Spätzle (aus dem Kühlregal) • 100 ml Milch (3,5 % Fett) • 100 g würziger Bergkäse oder Appenzeller • Salz • frisch gemahlener schwarzer Pfeffer

- Zwiebel schälen und in feine Ringe schneiden. Champignons waschen und vierteln.
- Zwiebelringe in einem Topf in Öl hellbraun anbraten, dann die Champignons zugeben und dünsten, bis sie gar sind.
- Spätzle und Milch zugeben und alles erhitzen. Den Käse reiben, zugeben und schmelzen lassen. Mit Pfeffer und bei Bedarf Salz abschmecken und frisch servieren.

Das passt dazu ein großer gemischter Salat.

Nährwerte pro Portion
495 kcal • 28 g F • 27 g E • 33 g KH • 658 mg Ca

Fenchelrisotto

Für 2 Portionen
45 Min.

1 kleine Zwiebel • 1 Fenchel (ca. 300 g) • 1 EL Olivenöl • 120 g Risottoreis • 250–300 ml heiße Gemüsebrühe • 40 g Parmesan • 50 ml trockener Weißwein • 10 g Butter • frisch gemahlener Pfeffer

- Zwiebel schälen und fein würfeln. Fenchel waschen, halbieren und in ca. 1 cm große Stücke schneiden.
- Zwiebel und Fenchel in einem Topf in Olivenöl anbraten. Risottoreis in einem Sieb mit kaltem Wasser abspülen, zugeben und kurz anschwitzen. Mit etwas heißer Gemüsebrühe aufgießen und aufkochen lassen, dann bei schwacher Hitze weiter köcheln lassen. Immer wieder unter Rühren etwas heiße Brühe zugeben, wenn der Reis die Flüssigkeit aufgesogen hat.
- Den Parmesan reiben. Das Risotto mit Weißwein, Butter und Parmesan verfeinern, mit Pfeffer und Salz abschmecken.

Nährwerte pro Portion
475 kcal • 21 g F • 15 g E • 52 g KH • 437 mg Ca

Kartoffel-Kürbis-Raclette

Für 2 Portionen
15 Min. + 40 Min. Backzeit

½ kleiner Hokkaidokürbis (ca. 400 g) • 300 g Kartoffeln • Salz • frisch gemahlener schwarzer Pfeffer • Thymian • 1 EL Olivenöl plus etwas für die Form • 1 EL Kürbiskernöl • 100 g Raclettekäse in Scheiben • 2 EL geschälter Sesam

- Den Ofen auf 180 °C vorheizen. Kürbis waschen, Kerne entfernen und Kürbis in 2 cm große Würfel schneiden. Kartoffeln schälen und in ebenso große Würfel schneiden. Beides mit Salz, Pfeffer, Thymian und Öl mischen.
- Ein Backblech mit Backpapier belegen. Kartoffeln und Kürbis darauf verteilen und im vorgeheizten Ofen ca. 30 Min. backen, bis die Kartoffeln weich sind.
- Den Käse in Scheiben schneiden, die Kürbis- und Kartoffelwürfel dicht zusammenschieben. Die Käsescheiben darauf verteilen, Sesam darüberstreuen und weitere 10 Minuten überbacken, bis der Käse geschmolzen ist.

Nährwerte pro Portion
495 kcal • 31 g F • 20 g E • 33 g KH • 552 mg Ca

Kartoffel-Zucchini-Gratin

Für 2 Portionen
⏲ 15 Min. + 45 Min. Backzeit

150–200 g Zucchini • 400 g Kartoffeln • 1 kleine Zwiebel • 1 Knoblauchzehe (wenn gewünscht) • 1 EL Raps- oder Sonnenblumenöl plus etwas für die Form • 150 g Kondensmilch (10 % Fett) • 1 TL Gemüsebrühe • Salz • frisch gemahlener schwarzer Pfeffer • 50 g fettarmer Käse (z. B. Edamer oder Leerdamer)

- Den Backofen auf 180 °C vorheizen. Zucchini waschen. Kartoffeln schälen, große Kartoffeln halbieren. Zucchini und Kartoffeln in ca. ½ cm dicke Scheiben schneiden. Zwiebel und Knoblauch schälen und fein hacken.

- Öl erhitzen und Zwiebel und Knoblauch kurz darin anbraten. Mit Kondensmilch aufgießen. Brühe zugeben und mit Salz und Pfeffer kräftig abschmecken.

- Kartoffel- und Zucchinischeiben abwechselnd dachziegelartig in eine gefettete feuerfeste Form schichten, die Milchmischung darübergießen und im vorgeheizten Ofen etwa 30 Minuten backen.

- Den Käse reiben, auf den Auflauf streuen und weitere 10–15 Minuten backen, bis der Käse geschmolzen und goldbraun ist.

Tipp Start Das Gratin schmeckt auch als Hauptgericht mit gemischtem Salat oder Brokkolisalat (Seite 94) als Beilage.

Nährwerte pro Portion
420 kcal • 18 g F • 20 g E • 43 g KH • 519 g Ca

Gratiniertes Schweinefilet

Für 2 Portionen
⏲ 15 Min. + 10 Min. Backzeit

250 g Schweinefilet • Salz • frisch gemahlener schwarzer Pfeffer • 1 reife Birne oder 2 halbe gedünstete Birnen • 60 g Blauschimmelkäse • 1 EL Sonnenblumen- oder Rapsöl • 1 EL Paniermehl

- Das Schweinefilet in dickere Scheiben schneiden und zu kleinen Medaillons drücken, mit Salz und Pfeffer würzen.

- Rohe Birne schälen, Kerngehäuse entfernen und das Fruchtfleisch in kleine Würfel schneiden oder gedünstete Birnen in kleine Würfel schneiden. Schimmelkäse mit der Gabel zerdrücken, mit Paniermehl und Birnen mischen.

- Den Backofen auf 180 °C vorheizen. Fleisch kurz von beiden Seiten in Öl anbraten, dann in eine feuerfeste Form oder auf ein Backblech legen und die Käse-Birnen-Masse darauf verteilen.

- Im vorgeheizten Ofen in ca. 10 Minuten goldbraun überbacken.

Das passt dazu Kartoffel-Zucchini-Gratin (Seite 112)

Nährwerte pro Portion
365 kcal • 18 g F • 35 g E • 16 g KH • 176 mg Ca

» Gratiniertes Schweinefilet

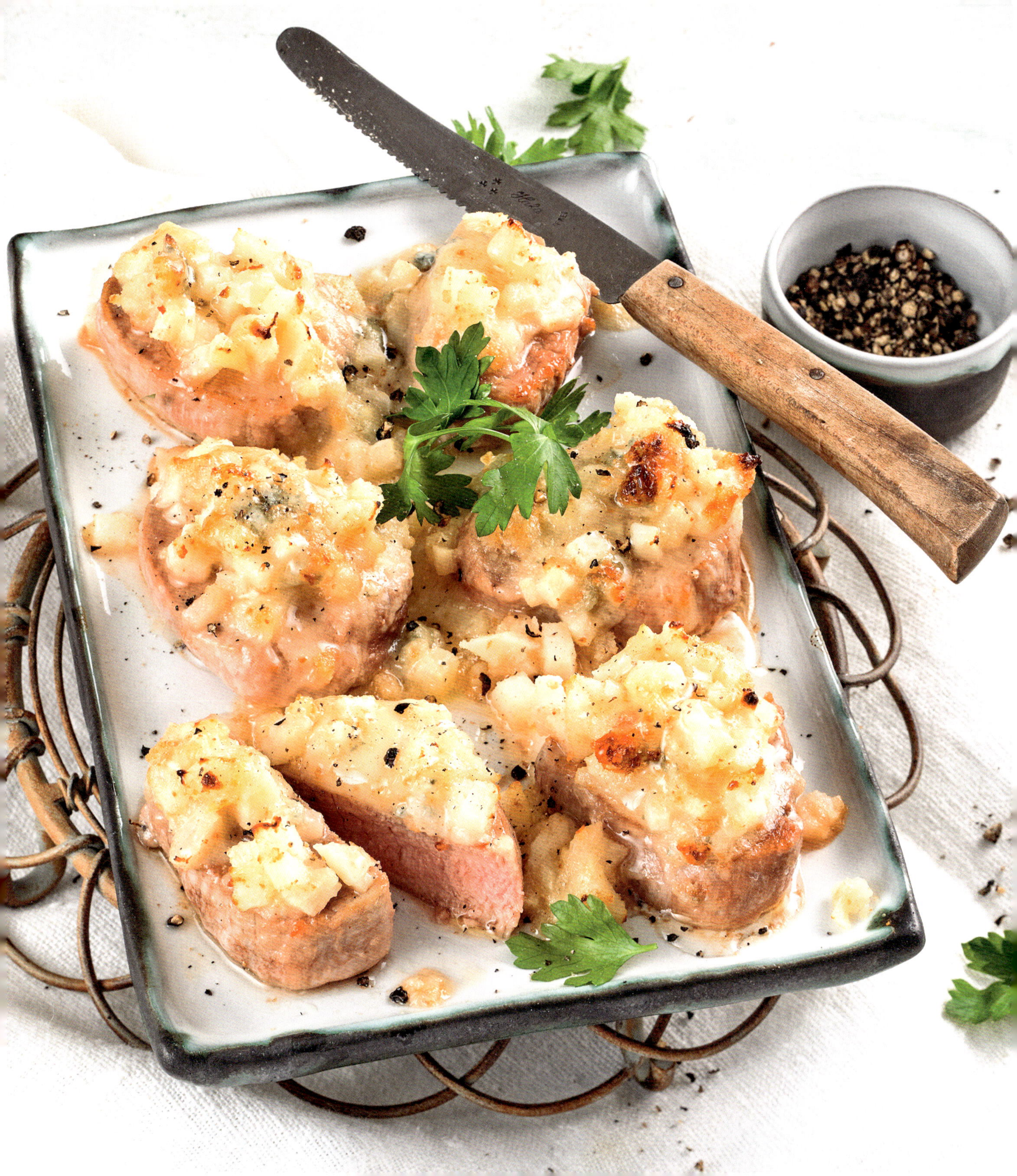

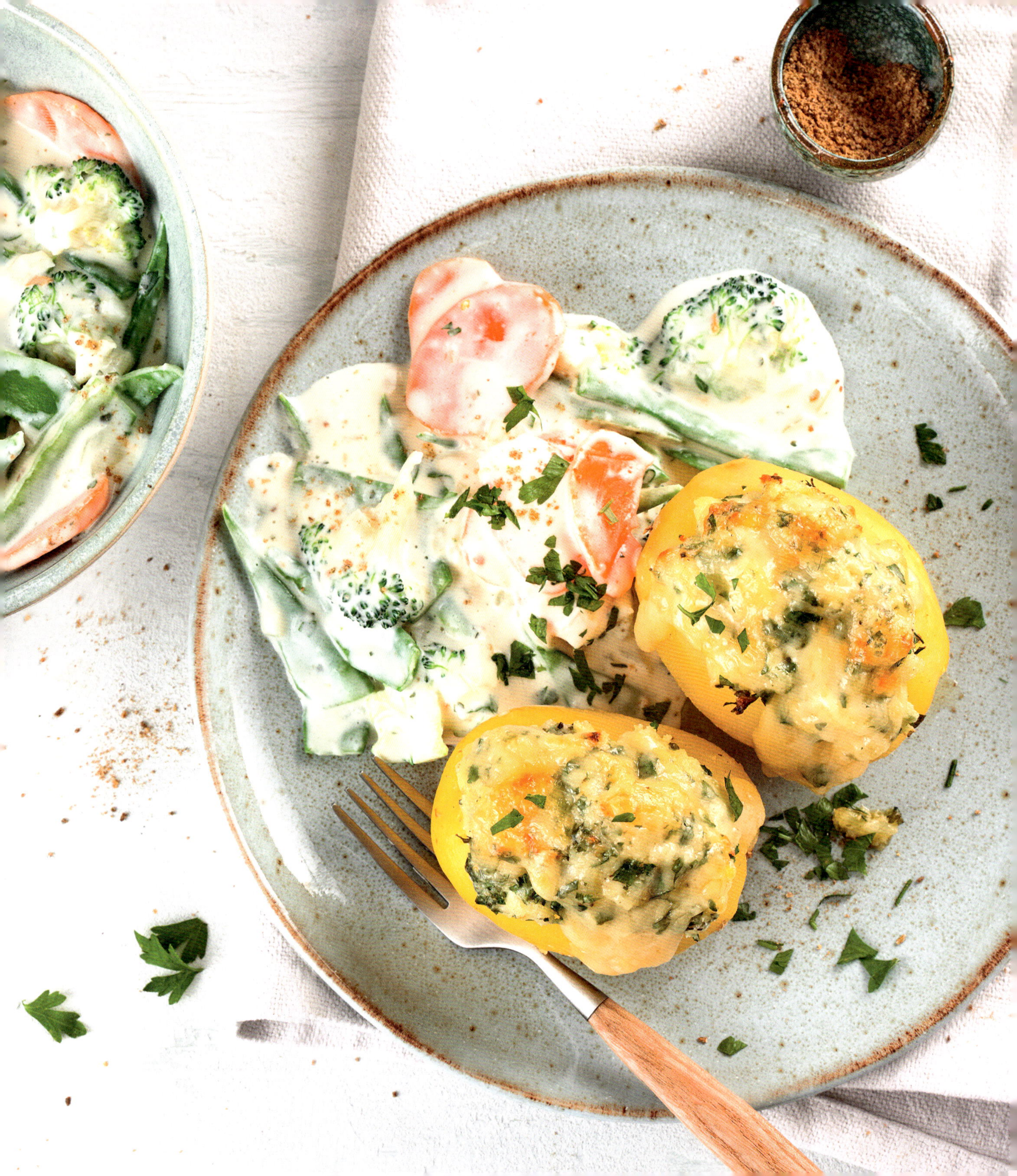

Gefüllte Kartoffeln mit schnellem Rahmgemüse

Für 2 Portionen

1 Stunde + 30 Min. Backzeit (Vorbereitung am Vortag möglich)

Für die Kartoffeln

- 4 festkochende Backkartoffeln (à ca. 120 g)
- Fett für die Form
- 2 EL Parmesan
- 50 g Joghurt-Frischkäse mit Kräutern (Rahmstufe)
- 1 Ei
- 2–3 EL fein gehackte Kräuter (z. B. Schnittlauch, Petersilie, Kresse, Basilikum)
- Salz
- frisch gemahlener schwarzer Pfeffer
- frisch geriebene Muskatnuss
- 40 g Schnittkäse (z. B. Bergkäse 45 % Fett i. Tr.)

Für das Rahmgemüse

- 1 Zwiebel
- 1 EL Olivenöl
- 1 EL Mehl (Type 550 oder 1050)
- 200 ml Milch (3,5 % Fett)
- ½ TL Gemüsebrühe
- Salz
- frisch gemahlener schwarzer Pfeffer
- frisch geriebene Muskatnuss
- ¼ TL gemahlener Kümmel
- 350 g TK-Mischgemüse (z. B. Kaisergemüse)
- 100 g Joghurt-Frischkäse (Rahmstufe)
- 2 EL gehackte Petersilie oder Dill

- Kartoffeln mit der Schale kochen, möglichst noch warm pellen und auskühlen lassen.

- Den Backofen auf 180 °C vorheizen. Gemüse aus dem TK-Fach nehmen und bei Zimmertemperatur antauen lassen.

- Kartoffeln mit einem Teelöffel vorsichtig aushöhlen und in eine gefettete feuerfeste Form oder auf ein Blech setzen.

- Die Kartoffelmasse mit der Gabel oder einem Kartoffelstampfer zerdrücken und den Parmesan reiben. Kartoffelmasse mit Frischkäse, Parmesan, Ei und Kräutern mischen und mit den Gewürzen abschmecken.

- Die Masse mit einem Löffel oder Spritzbeutel ohne Tülle in die Kartoffeln füllen, den Schnittkäse reiben und darüberstreuen. Im vorgeheizten Ofen in 20–30 Minuten goldgelb überbacken.

- In der Zwischenzeit für das Rahmgemüse Zwiebel schälen, fein würfeln und in einem Topf in Öl glasig dünsten. Angetautes Gemüse zugeben und kurz mitdünsten. Das Mehl darüberstreuen und verrühren, mit kalter Milch aufgießen, mit Gemüsebrühe, Salz, Pfeffer, Muskat und Kümmel würzen und aufkochen. 5 Minuten köcheln lassen, bis das Mehl gequollen und das Gemüse gar ist.

- Zum Schluss Frischkäse unterrühren und mit Kräutern verfeinern.

Tipps Die Kartoffeln können gut schon am Vortag vorgekocht und gepellt werden. Weizenmehl Type 550 oder 1050 ist etwas gröber als Type 405 und verklumpt nicht so leicht.

Nährwerte pro Portion

735 kcal • 37 g F • 35 g E • 64 g KH • 670 mg Ca

Kartoffelkuchen mit Spargel

Für 4 Portionen
1 Std. plus 45–50 Min. Backzeit

- 1 kg Kartoffeln
- 500 g grüner Spargel
- 500 g Möhren
- 1 EL Öl plus evtl. etwas für die Form
- 150 g Emmentaler
- ½ Bund glatte Petersilie
- 200 g saure Sahne
- 3 Eier
- Salz
- frisch gemahlener schwarzer Pfeffer
- 1 Prise frisch geriebene Muskatnuss

Den Backofen auf 180–200 °C vorheizen. 750 g Kartoffeln mit Schale gründlich waschen und im Ofen 30–40 Min. backen, bis sie gar sind. Auskühlen lassen.

In der Zwischenzeit Spargel waschen, im unteren Drittel schälen und in 2 cm lange Stücke schneiden. Möhren waschen, schälen, längs halbieren und schräg in Scheiben schneiden. Beides in einer Pfanne in Öl anbraten, sodass es noch Biss hat, salzen und pfeffern. Beiseitestellen und auskühlen lassen.

Die Ofenkartoffeln schälen, durch eine Kartoffelpresse drücken oder reiben. Die übrigen Kartoffeln schälen, waschen und fein raspeln. Mit den gekochten Kartoffeln mischen und mit Salz und Pfeffer würzen.

Eine Springform (⌀ 26 cm) fetten oder mit Backpapier auslegen. Kartoffelmasse mit einem Löffel gleichmäßig in die Form streichen, dabei einen ca. 5 cm hohen Rand hochziehen.

Den Backofen auf 180 °C vorheizen. Den Käse reiben. Die Petersilie waschen, trocken schütteln und hacken, mit saurer Sahne, Eiern und 50 g des Käses verrühren, mit Salz, Pfeffer und wenig Muskat würzen.

Mit dem ausgekühlten Gemüse mischen und vorsichtig auf den Kartoffelboden füllen. Im Ofen ca. 30 Minuten backen, dann den restlichen Käse darüberstreuen und bei 160 °C weitere 15–20 Minuten backen, bis der Kuchen eine goldbraune Kruste hat.

Kuchen aus dem Ofen nehmen und 5 Min. auskühlen lassen. Den Springformrand vorsichtig lösen, den Kuchen in 4 Stücke teilen und auf Tellern anrichten.

Das passt dazu Blattsalat, Tomatensalat, Kräuter-Joghurt-Dip.

Tipp Die Kartoffeln können gut schon am Vortag im Ofen gebacken werden.

Nährwerte pro Portion
485 kcal • 25 g F • 25 g E • 39 g KH • 583 mg Ca

Ratatouille mit Ziegenkäse und Sesamkartoffeln

Für 2 Portionen
⏲ 10 Min. + 20–30 Min. Backzeit

Für die Kartoffeln
- 400 g festkochende Kartoffeln
- 1 EL Olivenöl
- Salz
- frisch gemahlener schwarzer Pfeffer
- 4 EL geschälter Sesam

Für das Ratatouille
- 1 Zwiebel
- 1 Knoblauchzehe
- 1 Zucchini
- 1 kleine Aubergine
- 1 gelbe oder rote Paprikaschote
- 2 EL Olivenöl
- 1 EL Tomatenmark
- 400 g stückige Tomaten (Dose)
- Thymian
- Oregano
- Salz
- frisch gemahlener schwarzer Pfeffer
- 2 kleine feste Ziegen-Frischkäse (z. B. Picandou) à 40 g

● Den Backofen auf 180 °C vorheizen. Ein Backblech oder eine feuerfeste Form mit Backpapier belegen. Kartoffeln gründlich waschen und der Länge nach halbieren. Die Schnittfläche sofort mit Öl bestreichen und salzen. Sesam auf einen Teller geben und die Kartoffeln mit der Schnittfläche hineindrücken, sodass sie mit Sesam bedeckt sind. Mit der Sesamseite nach oben auf das Backblech legen und im vorgeheizten Backofen 20–30 Minuten backen.

● In der Zwischenzeit Zwiebel und Knoblauch für das Ratatouille schälen und in feine Würfel schneiden. Zucchini und Aubergine waschen und in 1 cm große Würfel schneiden. Paprika halbieren, Samen entfernen, Schote waschen und ebenfalls in 1 cm große Würfel schneiden.

● Zwiebel und Knoblauch in einem Topf in Öl anbraten. Gemüsewürfel dazugeben und mitrösten, dann das Tomatenmark zugeben und kurz mitrösten. Dosentomaten, Thymian, Organo, Salz und Pfeffer zugeben, mit geschlossenem Deckel bei mittlerer Hitze ca. 10 Min. schmoren lassen, abschmecken. Die Sesamkartoffeln und den Ziegenkäse dazu servieren.

Variante Statt Ziegenkäse und Sesamkartoffeln Feta und Couscous dazu servieren. Dafür 200 ml Wasser mit je ½ TL Salz, gemahlenem Kreuzkümmel und Koriander zum Kochen bringen, 100 g Couscous einrühren, Topf vom Herd nehmen und 2 Minuten zugedeckt stehen lassen. Dann 1 EL Olivenöl unterrühren und weitere 3 Minuten zugedeckt garziehen lassen. Kurz vor dem Servieren 180 g gewürfelten fettarmen Feta über das Ratatouille streuen und bei geschlossenem Deckel warm werden lassen.

Nährwerte pro Portion
539 kcal • 30 g F • 19 g E • 46 g KH • 358 mg Ca

Käsepolenta mit gebratenen Pilzen

Für 2 Portionen
20 Min.

Für die Polenta
- 1 kleine Zwiebel
- 1 Knoblauchzehe
- 1 EL Olivenöl
- 150 ml Milch (3,5 % Fett), evtl. etwas mehr
- 1 TL Gemüsebrühe
- Salz
- frisch gemahlener schwarzer Pfeffer
- 70 g Polenta (Blitz- oder Instantpolenta)
- 60 g würziger Käse (z. B. Appenzeller)

Für die Pilze
- 200 g Kräuterseitlinge oder Champignons
- 200 g Austernpilze
- ½ Bund Petersilie
- 2 EL Olivenöl
- 3 Thymianzweige
- Salz
- frisch gemahlener schwarzer Pfeffer
- 10 g Butter

Für die Polenta Zwiebel und Knoblauch schälen und fein hacken. In einem Topf in Olivenöl glasig dünsten, dann 100 ml Wasser, Milch und Brühe zugeben, mit Salz und Pfeffer würzen und aufkochen lassen. Polenta unter Rühren mit dem Schneebesen einrieseln lassen und unter ständigem Rühren aufkochen. – Achtung, es kann spritzen! Herd ausschalten und die Polenta zugedeckt kurz ziehen lassen.

Den Käse reiben, unterrühren und abschmecken. Wenn die Masse zu fest wird, noch etwas Milch unterrühren.

Pilze putzen. Kräuterseitlinge oder Champignons in Scheiben, schneiden, Austernpilze der Länge nach in grobe Streifen zupfen. Petersilie waschen, trocken schütteln und hacken.

Olivenöl erhitzen, Thymianzweige hineingeben und Kräuterseitlinge oder Champignons von beiden Seiten in dem Öl anbraten. Mit Salz und Pfeffer würzen, aus der Pfanne nehmen und warm stellen. Austernpilze anbraten und mit Salz und Pfeffer würzen.

Die Kräuterseitlinge oder Champignons mit der Butter zu den Austernpilzen geben, mit Petersilie bestreuen und ganz kurz durchschwenken.

Polenta und Pilze auf zwei Tellern anrichten.

Das passt dazu Blattsalate, Tomatensalat.

Nährwerte pro Portion
515 kcal • 34 g F • 20 g E • 33 g KH • 394 mg Ca

» Käsepolenta mit gebratenen Pilzen

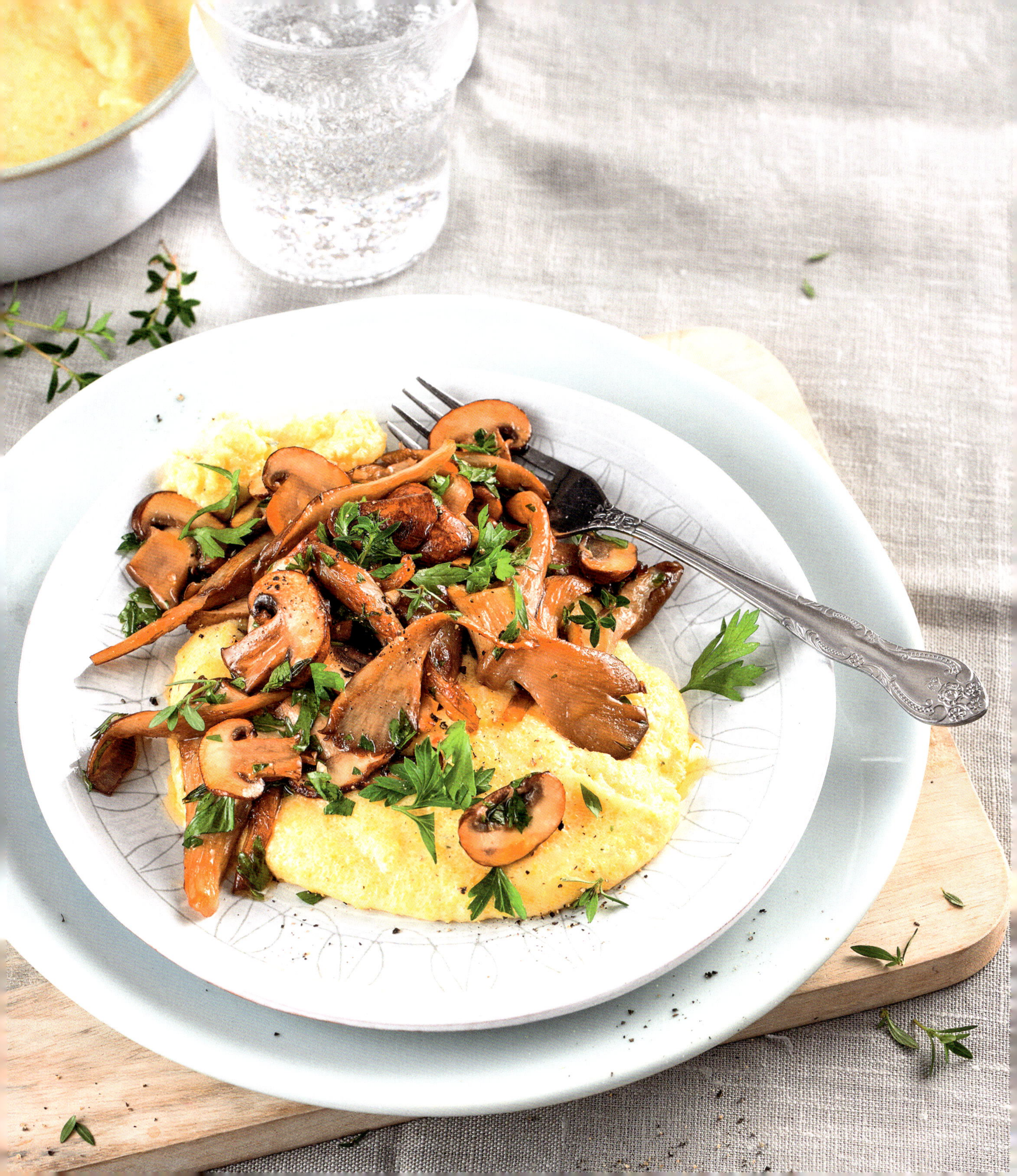

Indisches Kartoffelcurry

Für 2 Portionen
40 Min.

300 g festkochende Kartoffeln • 1 Zwiebel • 3 Stangen Bleichsellerie • 1 Möhre • 1 gelbe oder rote Paprikaschote • 1 kleine Lauchstange • 1 walnussgroßes Stück Ingwer • 1 EL Rapsöl • 100 g junge TK-Erbsen • 1 TL Curry • ½ TL gemahlene Kurkuma • 1 TL Gemüsebrühe • Salz • frischer gemahlener schwarzer Pfeffer • 100 g Räuchertofu

Für den Joghurtdip
100 g Joghurt (3,5 % Fett) • 2 EL gehackte Kräuter (Petersilie, Koriander, Kresse) • Salz • frisch gemahlener schwarzer Pfeffer

- Kartoffeln schälen und in ca. 2 cm große Würfel schneiden. Zwiebel schälen und fein hacken. Gemüse waschen bzw. schälen und in Streifen bzw. Ringe schneiden. Ingwer schälen und ganz fein würfeln. Zwiebel und Ingwer in einem Topf in Öl anbraten, Kartoffeln zugeben, mit Curry und Kurkuma bestreuen und kurz mitrösten. Gemüse zugeben und weiterbraten.

- Dann alles mit 100 ml Wasser aufgießen und die Gemüsebrühe zugeben. Bei schwacher Hitze dünsten, bis Kartoffeln und Gemüse gar sind. Salzen, pfeffern, den Tofu in kleine Würfel schneiden und untermischen.

- Für den Dip Joghurt mit gehackten Kräutern mischen, salzen und pfeffern. Als »Häubchen« auf dem Teller je einen Klacks auf das Kartoffelcurry geben.

Nährwerte pro Portion
280 kcal • 14 g F • 20 g E • 42 g KH • 282 mg Ca

Hackfleisch-Lauch-Strudel

Für 6 Portionen
30 Minuten plus 30 Min. Backzeit

400 g Rinderhackfleisch • 4 EL Olivenöl • Salz • frisch gemahlener schwarzer Pfeffer • Thymian • Majoran • ¼ TL gemahlener Koriander • ½ TL gemahlener Kümmel • 600 g Lauch • 1 Pck. Strudel- oder Filoteig • 150 g Gouda (40 % Fett i. Tr.) • 1 Ei • 3 EL geschälter Sesam

- Hackfleisch in einem Topf in 1 EL Olivenöl anbraten, mit Salz, Pfeffer, Kräutern, Koriander und Kümmel würzen. Lauch längs halbieren, gründlich waschen und in feine Ringe schneiden. Zum Hackfleisch geben und mit offenem Deckel dünsten, immer wieder umrühren. Abschmecken und auskühlen lassen.

- Den Backofen auf 180 °C vorheizen. Filoteigplatten einzeln dünn mit insgesamt 3 EL Olivenöl bestreichen und wieder übereinanderlegen. Hackfleisch-Lauch-Masse gleichmäßig auf dem Strudelteig verteilen, dabei auf jeder Seite 4–5 cm frei lassen. Den Käse reiben und gleichmäßig daraufstreuen.

- Den Strudel eng einrollen, die Enden einschlagen und mit dem Teigabschluss nach unten auf ein mit Backpapier belegtes Backblech legen. Strudel mit verquirltem Ei bestreichen, mit Sesam bestreuen und in ca. 30 Min. backen.

Das passt dazu Joghurt-Kräuter-Dip oder Käsesauce (Seite 106) und gemischter Salat.

Nährwerte pro Portion
517 kcal • 29 g F • 27 g E • 33 g KH • 286 mg Ca

Sojabohnenbratlinge

Für 4 Portionen
30 Min.

- 1 kleine Dose Sojabohnen (Abtropfgewicht 240 g)
- 3 EL geschälter Sesam
- 100 g gemahlene Mandeln
- 1 Zwiebel
- 1 Möhre
- 2 EL Sojasauce
- 1 Ei
- 3 EL zarte Haferflocken
- 2 EL gehackte Petersilie
- Salz
- frisch gemahlener schwarzer Pfeffer
- 1 TL gemahlener Kreuzkümmel
- 1 TL gemahlener Koriander
- 1 TL Curry
- 1 TL Ingwerpulver
- 5 EL Sonnenblumen- oder Sesamöl

Für den Dip

- 1 Bund Koriander
- 150 g Joghurt (3,5 % Fett)
- Salz
- frisch gemahlener schwarzer Pfeffer
- 1 Prise Zucker

Sojabohnen auf einem Sieb mit kaltem Wasser abspülen und abtropfen lassen.

Sesam und Mandeln nacheinander in einer Pfanne ohne Fett goldbraun rösten und auskühlen lassen.

Zwiebel schälen und in kleine Würfel schneiden. Möhre schälen und grob raspeln. Zwiebel und Möhre mit Sojabohnen und Sojasauce in einen Mixbecher geben und mit dem Mixstab pürieren. Mandeln, Sesam, Ei, Haferflocken und Petersilie in einer Schüssel mit der pürierten Masse gut durchmischen, mit Salz, Pfeffer und den übrigen Gewürzen abschmecken und ca. 15 Minuten durchziehen lassen.

Für den Dip Koriander waschen, trocken schütteln, Blättchen abzupfen und fein hacken. Unter den Joghurt mischen, mit Salz, Pfeffer und Zucker abschmecken.

3 EL Öl in einer Pfanne erhitzen, 10 kleine Bratlinge formen und auf einer Seite goldbraun backen. Dann die Bratlinge wenden, nochmals 2 EL Öl zugeben und fertig backen.

Mit dem Kräuterdip servieren.

Das passt dazu Blattsalate, Rucola-Tomaten-Salat, Gurkensalat

Tipp 50 g geriebenen Emmentaler unter die Masse mischen, dann schmecken die Bratlinge noch würziger.

Nährwerte pro Portion
510 kcal • 40 g F • 19 g E • 18 g KH • 318 mg Ca

Hähnchenbrust asiatisch mit Bambussprossen

Für 2 Portionen
40 Minuten

Für den Reis
- 100 g Basmatireis
- 1 TL Gemüsebrühe
- ½ TL gemahlene Kurkuma
- je ¼ TL gemahlener Kreuzkümmel und Koriander
- 1 Zimtstange
- 3–4 Gewürznelken

Für Fleisch und Gemüse
- 250 g Hähnchenbrustfilet
- 1 Zwiebel
- ½ Lauchstange
- 250 g Champignons
- 1 rote Paprikaschote
- 1 walnussgroßes Stück Ingwer
- 4 EL geschälter Sesam
- 2 EL Sesam- oder Rapsöl
- 4 EL Sojasauce
- 1 TL Tahin (Sesammus)
- 1 kleine Dose Bambussprossen (200 g Abtropfgewicht)

- Reis in einem Sieb abspülen, mit 200 ml Wasser, Brühe und Gewürzen aufkochen und zugedeckt bei schwacher Hitze quellen lassen.

- Hähnchenbrust in Stücke schneiden. Zwiebel schälen und in feine Würfel schneiden. Lauch halbieren, waschen und in grobe Ringe schneiden. Champignons waschen und vierteln oder achteln. Paprika halbieren, Samen entfernen, waschen und in Streifen schneiden. Ingwer schälen und fein würfeln.

- Sesam in einer Pfanne ohne Fett hellbraun rösten, herausnehmen und beiseitestellen. Hähnchen darin im Öl rundherum anbraten, dann herausnehmen.

- Zwiebeln und Ingwer in der Pfanne dünsten, dann Paprika kurz mitbraten, Lauch und Champignons zugeben, mit wenig Wasser ablöschen und bissfest garen.

- Sojasauce und Tahin hinzufügen, Fleisch und abgetropfte Bambusstreifen unterheben und aufkochen. Zugedeckt bei schwacher Hitze ziehen lassen, bis das Fleisch gar ist.

- Mit geröstetem Sesam bestreuen, mit Reis anrichten.

Nährwerte
665 kcal • 28 g F • 48 g E • 54 g KH • 285 mg Ca

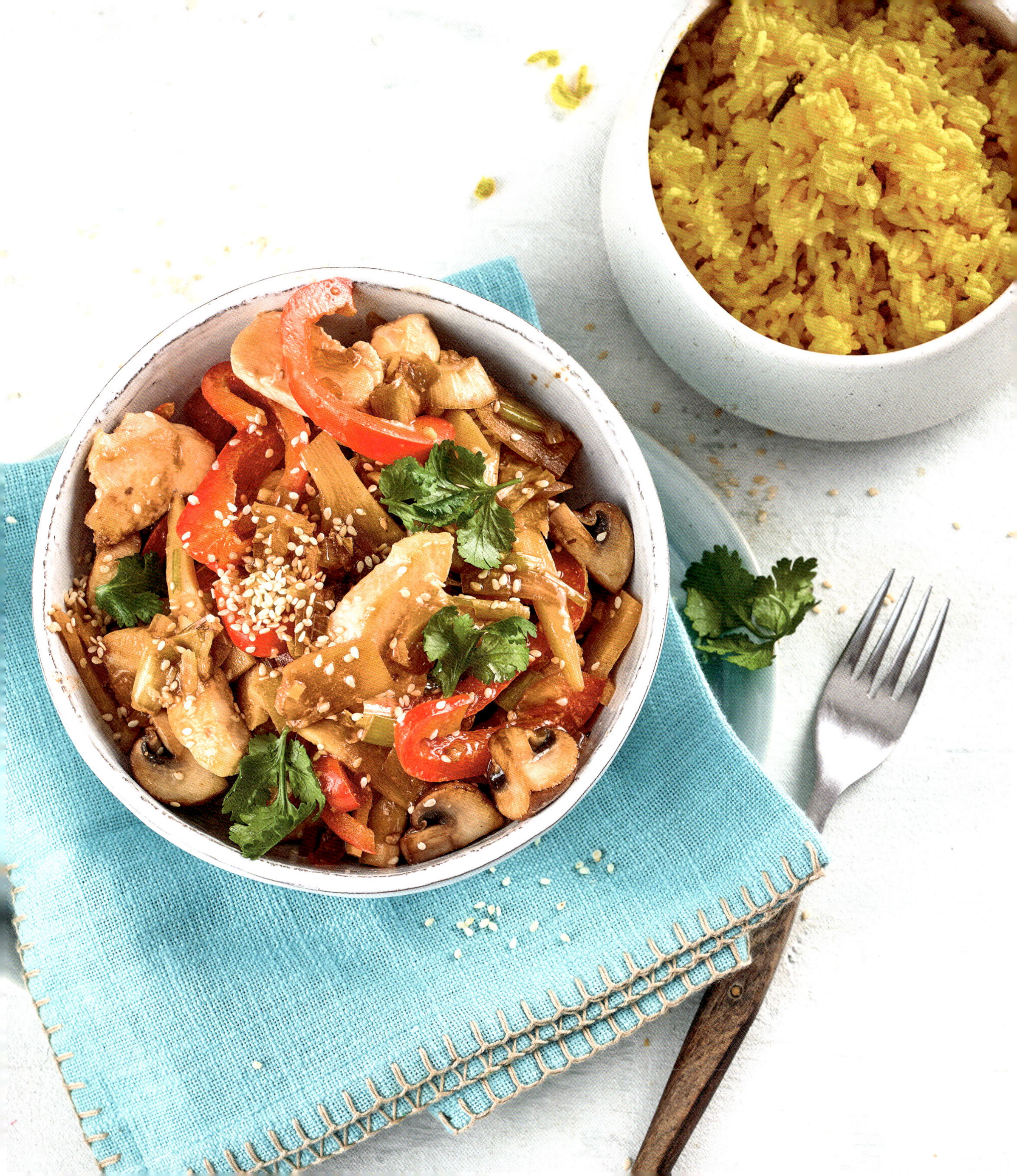

Gemüse-Hackfleisch-Lasagne

Für 8 Portionen
1 Std. plus 45 Min. Backzeit

Für die Hackfleischsauce
- 2 Zwiebeln
- 2 Möhren
- 100 g Knollensellerie
- 2 Zucchini
- 1 Lauchstange
- 400 g Hackfleisch
- 2 EL Olivenöl
- 2 EL Tomatenmark
- 800 g stückige Tomaten (Dose)

Für die Bechamelsauce
- 30 g Butter
- 40 g Mehl
- 500 ml Milch (1,5 % Fett)
- Salz
- frisch gemahlener schwarzer Pfeffer
- frisch geriebene Muskatnuss
- 200 g saure Sahne

Außerdem
- Butter für die Form
- 300 g Lasagneplatten ohne Vorkochen
- 200 g fettarmer Schnittkäse

Für die Hackfleischsauce Zwiebeln, Möhren und Sellerie schälen. Zucchini waschen. Alles Gemüse in ½ cm große Würfel schneiden. Lauch der Länge nach vierteln, gründlich waschen und in feine Ringe schneiden.

Hackfleisch in einem Topf im Olivenöl krümelig anbraten. Gemüse zugeben und mitbraten, bis es Farbe angenommen hat. Tomatenmark und Dosentomaten zugeben, würzen und zugedeckt 30 Minuten bis 1 Stunde zu einer sämige Sauce einkochen.

Für die Bechamelsauce Butter in einem Topf schmelzen, Mehl einrühren und leicht andünsten, mit kalter Milch aufgießen und mit dem Schneebesen klümpchenfrei rühren. Mit Salz, Pfeffer und wenig Muskat würzen, aufkochen und ca. 5 Minuten unter Rühren bei mittlerer Hitze kochen lassen. Sauce etwas auskühlen lassen, dann die saure Sahne untermischen.

Den Backofen auf 160 °C vorheizen und die Auflaufform fetten. In der Auflaufform zuerst einen Schöpflöffel Hackfleischsauce verteilen, eine Schicht Lasagneplatten darauflegen, zuerst 2 Schöpflöffel Hackfleischsauce, dann ein Drittel der Bechamelsauce darauf verteilen. Mit zwei weiteren Lasagneplatten-Schichten ebenso verfahren.

Die Lasagne im vorgeheizten Ofen ca. 30 Minuten backen, dann den Käse reiben und darüberstreuen und weitere 20 Minuten backen, bis der Käse goldbraun ist.

Das passt dazu Blattsalat, gemischter Salat mit Gurke und Radieschen

Nährwerte pro Portion
490 kcal • 25 g F • 27 g E • 39 g KH • 387 mg Ca

Fisch mit Zucchinikruste

Für 2 Portionen
15 Min. + 30–40 Min. Backzeit

2 Fischfilets à ca. 150 g (z. B. Seelachs, Rotbarsch; frisch oder TK) • Salz • frisch gemahlener schwarzer Pfeffer • Öl für die Form • 200 g Zucchini • 20 g Parmesan • 2 EL Paniermehl • 60 g Emmentaler

- TK-Fischfilets auftauen. Den Backofen auf 180 °C vorheizen. Fischfilets waschen mit Küchenpapier trocken tupfen, mit Salz und Pfeffer würzen. Eine feuerfeste Form mit Öl auspinseln und die Fischfilets hineinlegen.

- Zucchini waschen und grob raspeln. Parmesan und Emmentaler reiben. Zucchini mit Parmesan, Paniermehl, Salz und Pfeffer mischen.

- Die Zucchinimimasse auf dem Fisch verteilen, mit dem geriebenen Emmentaler bestreuen und im vorgeheizten Ofen 30–40 Minuten überbacken.

Das passt dazu Salzkartoffeln oder Sesamkartoffeln (Seite 117) und Tomatensalat.

Nährwerte pro Portion
465 kcal • 25 g F • 43 g E • 17 g KH • 523 mg Ca

Tomatenfisch mit Käsekruste

Für 2 Portionen
15 Min. + 30–40 Min. Backzeit

2 Fischfilets à ca. 150 g (z. B. Seelachs, Rotbarsch; frisch oder TK) • Salz • frisch gemahlener schwarzer Pfeffer • 400 g stückige Tomaten (Dose) • 3–4 Frühlingszwiebeln • 20 g Parmesan • 2 EL Paniermehl • Oregano • Thymian • 60 g Edamer

- TK-Fischfilets auftauen. Den Backofen auf 180 °C vorheizen. Fischfilets waschen mit Küchenpapier trocken tupfen, mit Salz und Pfeffer würzen. Eine feuerfeste Form mit Öl auspinseln und die Fischfilets hineinlegen.

- Tomaten auf ein Sieb geben und etwas abtropfen lassen, den Saft auffangen. Saft mit Salz und Pfeffer würzen und um den Fisch herum verteilen. Frühlingszwiebeln waschen und in feine Ringe schneiden. Parmesan und Edamer reiben. Tomatenstücke und Frühlingszwiebeln mit Parmesan, Paniermehl, Pfeffer, Salz und Kräutern mischen und auf dem Fisch verteilen.

- Mit dem geriebenen Edamer bestreuen und im vorgeheizten Ofen 30–40 Minuten überbacken.

Das passt dazu Salzkartoffeln oder gebratene Gnocchi und gemischter Salat.

Nährwerte pro Portion
425 kcal • 18 g F • 43 g E • 22 g KH • 484 mg Ca

Gedünstetes Fischfilet auf Rahmgurken

Für 2 Portionen
25 Min.

2 Fischfilets à ca. 150 g (z. B. Seelachs, Rotbarsch; frisch oder TK) • Salz • frisch gemahlener schwarzer Pfeffer • 2 Salat- oder Gemüsegurken • 1 Zwiebel • 1 EL Öl • 100 g Joghurt-Frischkäse (nach Wunsch mit Kräutern; Rahmstufe) • ½ Bund Dill

- TK-Fischfilets auftauen. Fischfilets waschen, mit Küchenpapier trocken tupfen und mit Salz und Pfeffer würzen.

- Gurken schälen, längs halbieren und die Kerne mit einem Löffel herauskratzen. Gurken in 2 cm dicke Scheiben schneiden. Zwiebel schälen, vierteln, in dünne Ringe schneiden und in einer Pfanne in Öl glasig dünsten. Dann die Gurkenstücke zugeben, weich dünsten und mit Salz, Pfeffer und Muskat würzen.

- Die Fischfilets auf das Gemüse legen, die Pfanne mit dem Deckel verschließen und alles ca. 15 Min. bei schwacher Hitze dünsten.

- Dill waschen, trocken schütteln, grobe Stiele entfernen und die Blättchen fein hacken. Fischfilets vorsichtig herausheben und auf zwei Teller legen. Gurken mit Frischkäse und gehacktem Dill verfeinern und zu dem Fisch geben.

Das passt dazu Salzkartoffeln, Kartoffelpüree oder Langkornreis

Nährwerte pro Portion
360 kcal • 20 g F • 35 g E • 9 g KH • 157 mg Ca

Matjessalat Hausfrauen-Art

Für 2 Portionen
15 Min. + 2–3 Std. zum Durchziehen

1 Zwiebel • 1 Lorbeerblatt • 3 Pimentkörner • 3 Wacholderbeeren • 4 Matjesfilets (à ca. 50 g) • 1 Apfel • 2 Gewürzgurken • 250 g Joghurt (3,5 % Fett) • 1 TL Senf • 1 Prise Zucker • frisch gemahlener schwarzer Pfeffer • Salz nach Bedarf

- Für die Marinade Zwiebel schälen, halbieren und in feine Ringe schneiden. Mit 50 ml Wasser, Lorbeerblatt, Piment und Wacholderbeeren weichdünsten und auskühlen lassen. Die Gewürze entfernen.

- Matjes auf Küchenpapier abtropfen lassen und in mundgerechte Häppchen schneiden. Apfel schälen, vierteln, Kerngehäuse entfernen und das Fruchtfleisch in Scheiben schneiden. Gurken ebenfalls in Scheiben schneiden.

- Alles mit Joghurt und dem Zwiebelsud mischen und mit Senf, Zucker, Pfeffer und ggf. Salz abschmecken. 2–3 Stunden durchziehen lassen.

Das passt dazu Pellkartoffeln, Bratkartoffeln oder Vollkornbrot

Tipp Wenn die Matjes sehr salzig sind, in Milch einlegen und über Nacht abgedeckt in den Kühlschrank stellen.

Nährwerte pro Portion
410 kcal • 28 g F • 23 g E • 16 g KH • 236 mg Ca

Fisch und Shrimps gebacken mit Paprika-Lauch-Gemüse

Für 2 Portionen
30 Min.

- 3 EL geschälter Sesam
- 2 EL Sojamehl
- 200 g Fischfilets (z. B. Seelachs, Rotbarsch; Kabeljau, frisch oder TK)
- 6 große Shrimps, geschält und entdarmt (ca. 180 g), frisch oder TK
- Salz
- frisch gemahlener schwarzer Pfeffer
- 3 EL Mehl
- 3 EL Sesam- oder Rapsöl

Für das Gemüse

- 2 Lauchstangen
- 1 rote und 1 gelbe Paprikaschote
- 1 walnussgroßes Stück Ingwer
- 1 EL Olivenöl
- ½ TL gemahlener Kümmel oder Kreuzkümmel
- ½ TL Curry
- Salz
- frisch gemahlener schwarzer Pfeffer
- 1 EL gehackte Korianderblätter

Sesam in einer Pfanne ohne Fett goldbraun rösten und auskühlen lassen. Sojamehl mit 5 EL kaltem Wasser glatt rühren und quellen lassen.

TK-Fischfilets und -Shrimps auftauen. Fischfilets und Shrimps mit kaltem Wasser abspülen und mit Küchenpapier trocken tupfen. Fisch in 6 oder 8 Stücke schneiden, zusammen mit den Shrimps mit Salz und Pfeffer würzen und kalt stellen.

Für den Backteig gequollenes Sojamehl, 2 EL Mehl und Sesam zu einem dickflüssigen Backteig verrühren, mit Salz und Pfeffer würzen.

Für das Gemüse Lauch längs vierteln, gründlich waschen und in 5 cm lange Stücke schneiden. Paprika waschen, vierteln, Samen entfernen und die Schoten in grobe Streifen schneiden. Ingwer schälen und ganz fein hacken.

Gemüse und Ingwer in einem Topf in dem Olivenöl leicht anbraten. Gewürze und bei Bedarf etwas Wasser zugeben und mit geschlossenem Deckel bei schwacher Hitze kurz garen.

Öl in einer Pfanne erhitzen, Fischstücke und Shrimps im restlichen Mehl wenden. Dann durch den Backteig ziehen und im heißen Öl von beiden Seiten goldbraun backen.

Beides mit dem Gemüse auf Tellern anrichten, mit gehackten Korianderblättern bestreut servieren.

Das passt dazu Salzkartoffeln oder Sesamkartoffeln (Seite 117) und gemischter Salat.

Tipp Das Gemüse zusätzlich mit süßer Chilisauce pikant abschmecken. Mit einer Prise Kurkuma im Backteig wird die Panade schön »eigelb«.

Nährwerte pro Portion
710 kcal • 41 g F • 50 g E • 36 g KH • 324 mg Ca

Süßes und Backen

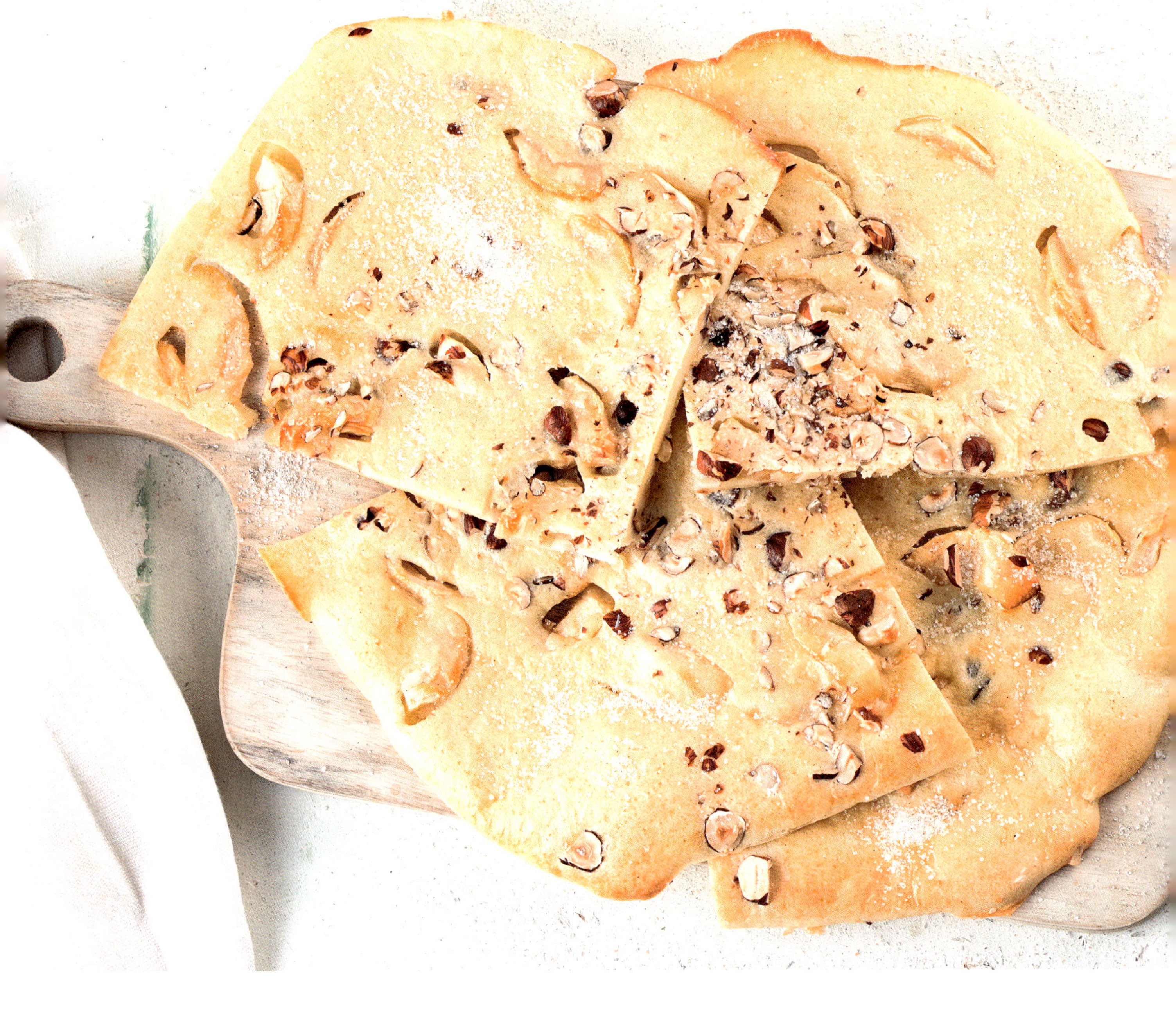

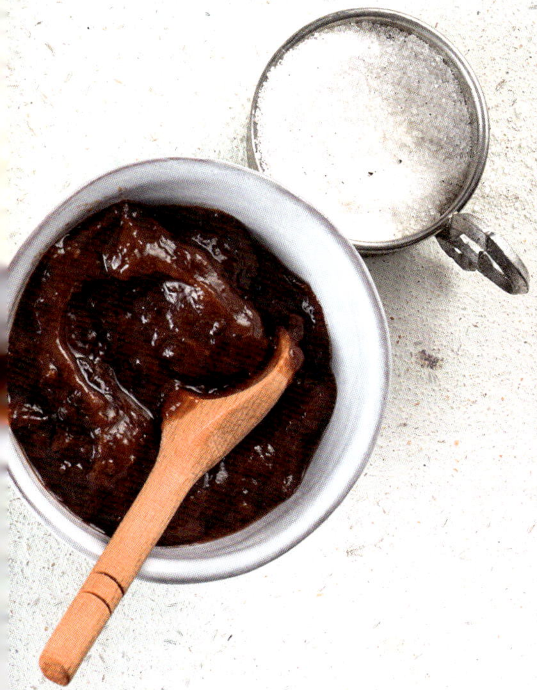

Apfel-Haselnuss-Pfannkuchen vom Blech

Für 2 Portionen
20 Min.

2 Äpfel • Zimt • 1 TL Zucker • 50 g gehackte Haselnüsse • 2 Eier • 200 g saure Sahne • 1 Prise Salz • ½ Pck. Vanillezucker • ½ Becher Mehl • ½ Becher Weichweizengrieß • ¼ TL Backpulver • 10 g Butter • 2 EL Pflaumenmus

- Den Backofen auf 180 °C Ober-/Unterhitze vorheizen. Äpfel schälen, vierteln, Kerngehäuse entfernen und das Fruchtfleisch in Spalten schneiden.

- Ein Backblech mit Backpapier belegen, mit Zucker und der Hälfte der Haselnüsse bestreuen, die Apfelspalten gleichmäßig darauf verteilen und mit Zimt würzen. Blech auf den Boden des Backofens stellen und die Äpfel in 8–10 Minuten karamellisieren.

- Eier mit saurer Sahne, Salz und Vanillezucker glatt rühren. Mehl mit Grieß und Backpulver unterrühren.

- Blech aus dem Ofen nehmen, den Ofen auf 180 °C Umluft stellen und die Butter in Flöckchen gleichmäßig über die Äpfel verteilen. Teig gleichmäßig über die Äpfel geben und mit den restlichen Haselnüssen bestreuen. Das Blech auf die mittlere Backofenschiene schieben und 12–15 Minuten backen, bis der Teig hellbraun ist. Pfannkuchen in 4 Teile teilen, auf zwei Teller geben und mit Pflaumenmus oder Konfitüre servieren.

Tipps Den geleerten Becher der sauren Sahne zum Portionieren von Grieß und Mehl verwenden. Als Dessert oder zum Kaffee reicht die Menge für 4 Portionen.

Nährwerte pro Portion
760 kcal • 38 g F • 21 g E • 83 g KH • 249 mg Ca

Käsekuchen

Für eine Springform / 12 Portionen
30 Min. + 20 Min. Vorbereitung + 1 Std. Backzeit

500 ml Milch (1,5 % Fett) • 1 Pck. Vanillepuddingpulver • 160 g Zucker • 150 g Weizenmehl (Type 1050) oder Vollkorn-Weizenmehl • 80 g Butter • abgeriebene Schale von 1 Bio-Zitrone • 6 Eier • 1 Pck. Vanillezucker • 750 g Magerquark

- Aus Milch und Puddingpulver nach Packungsanweisung einen Pudding zubereiten, dann 120 g Zucker in den heißen Pudding rühren und auskühlen lassen.

- Für den Teig Mehl mit Butter zerkrümeln, mit restlichem Zucker und der Hälfte der abgeriebenen Zitronenschale mischen. Dann ein Ei zugeben, zu einem glatten Teig verkneten und kühl stellen.

- Den abgekühlten Pudding mit Vanillezucker, Quark, restlicher Zitronenschale und restlichen Eiern verrühren.

- Den Backofen auf 180 °C vorheizen. Eine Springform mit Backpapier auslegen. Den Mürbteig in die Form drücken, dabei ca. 2 cm am Rand hochdrücken und im vorgeheizten Ofen in ca. 10 Min. hellbraun vorbacken.

- Die Quarkmasse auf dem Mürbeteigboden verteilen und 20 Minuten weiterbacken. Dann die Temperatur auf 150–160 °C reduzieren und in ca. 30 Minuten fertig backen. Im ausgeschalteten Ofen 15 Minuten stehen lassen.

Nährwerte pro Portion
280 kcal • 11 g F • 15 g E • 31 g KH • 146 mg Ca

Omas Grießkuchen

Für eine Kastenform/12 Stücke
30 Min. + 35 Min. Vorbereitung + 1 Std. Backzeit

250 g gemahlene Haselnüsse • 250 g Weichweizengrieß • 200 g Zucker • 1 Pck. Vanillezucker • 1 Prise Salz • 500 ml lauwarme Milch (3,5 % Fett) • Fett für die Form • Mehl oder Paniermehl für die Form • 1 Pck. Backpulver • 1 Ei • 100 g Johannisbeer- oder Preiselbeerkonfitüre

- Haselnüsse in einer Pfanne ohne Fett rösten. Mit Grieß, Zucker, Vanillezucker, Salz und Milch verrühren, 30 Minuten quellen lassen.

- Den Backofen auf 180 °C vorheizen. Eine Kastenform fetten und mit Mehl oder Paniermehl ausstreuen. Backpulver und Ei unter die Grießmasse rühren, Masse in die Kuchenform füllen und im vorgeheizten Ofen etwa 1 Stunde backen. Kuchen aus der Form stürzen und auskühlen lassen.

- Kuchen zweimal quer durchschneiden, mit Konfitüre bestreichen und wieder zusammensetzen.

Tipp Nach Belieben mit Puderzucker bestreuen oder mit Schokolade- bzw. Zitronenglasur überziehen.

Nährwerte pro Stück
340 kcal • 16 g F • 7 g E • 42 g KH • 120 mg Ca

» Käsekuchen

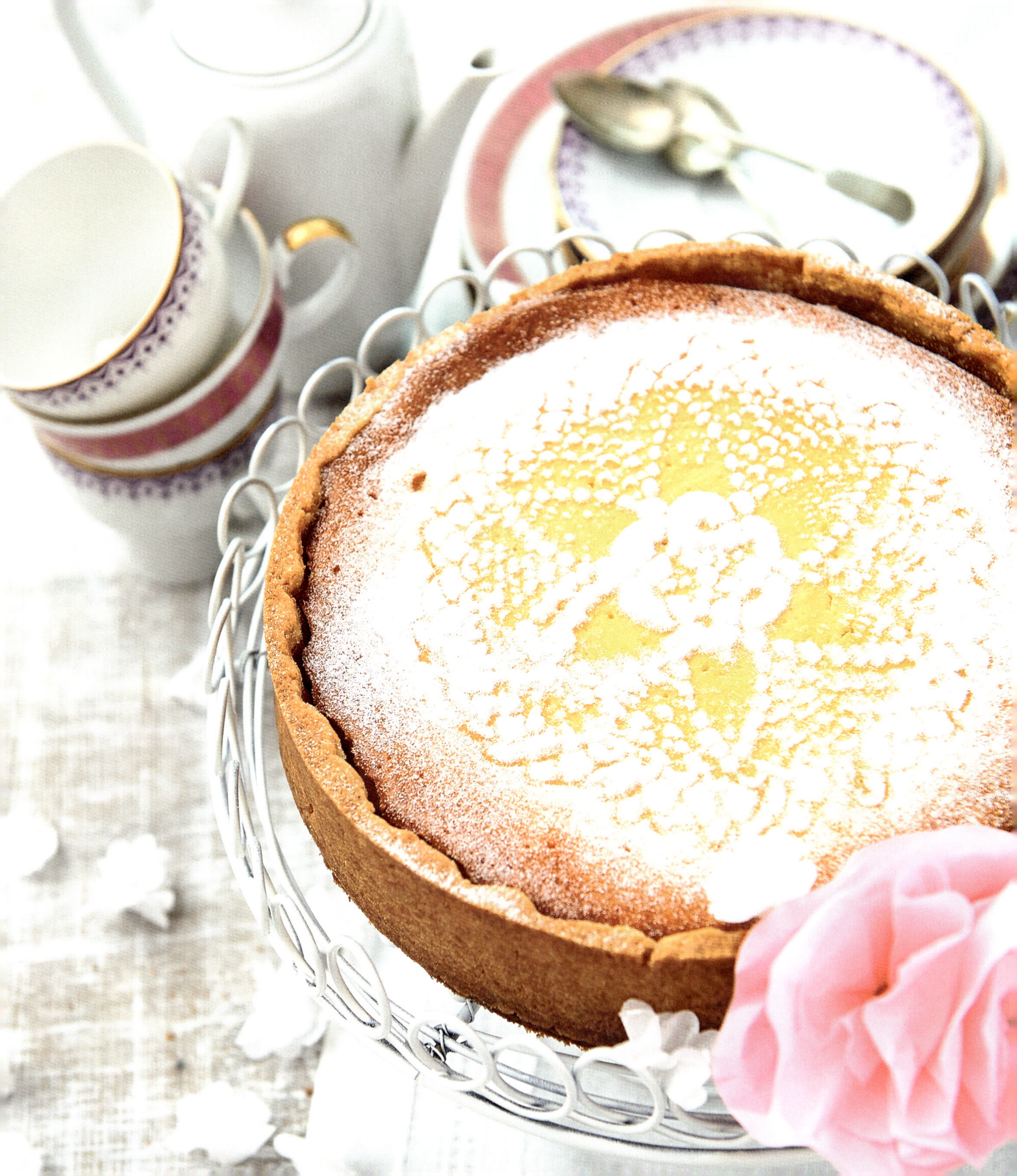

Bratäpfel mit Vanillesauce

Für 4 Portionen
20 Min. + 30 Min. Backzeit

4 Äpfel • 8 Amarettini • 4 EL Wildpreiselbeeren (Glas) • 50 g Mandelblättchen
Für die Vanillesauce
½ Pck. Vanillepuddingpulver • 350 ml Milch (3,5 % Fett) • 1 EL Zucker

- Den Backofen auf 180 °C vorheizen. Äpfel waschen, Kerngehäuse ausstechen und die Äpfel in eine kleine feuerfeste Form setzen.
- Amarettini zerbröseln, mit den Preiselbeeren in die Äpfel füllen und 15–20 Minuten im vorgeheizten Backofen schmoren. Dann die Mandelblättchen darüberstreuen und nochmals 10 Minuten backen, bis die Mandelblättchen hellbraun sind.
- In der Zwischenzeit Vanillepudding mit der Milch und dem Zucker nach Packungsanweisung zubereiten.
- Bratäpfel mit lauwarmer Vanillesauce servieren.

Nährwerte pro Portion
325 kcal • 14 g F • 7 g E • 43 g KH • 155 mg Ca

Flambierte Bananen

Für 2 Portionen
15 Min.

2 EL geschälter Sesam • 1 EL Zucker • Saft von 2 Orangen • 4 EL Orangenlikör • 2 kleine Bananen • 2–3 EL Rum (54 %) • 2 Kugeln Walnusseis

- Sesam ohne Fett in einer Pfanne hellbraun rösten und auf einem Teller auskühlen lassen.
- Den Zucker in der heißen Pfanne unter ständigem Rühren schmelzen, bis er honigfarben ist. Mit Orangensaft ablöschen und bei schwacher Hitze einkochen lassen, bis sich der Zucker gelöst hat, dann den Orangenlikör zugeben.
- Bananen schälen und in der Sauce erwärmen, zwischendurch umdrehen und mit Sauce übergießen. Rum über die Bananen gießen und vorsichtig anzünden.
- Bananen auf Tellern anrichten, mit der Orangensauce übergießen, gerösteten Sesam darüberstreuen und mit je einer Kugel Eis servieren.

Nährwerte pro Portion
430 kcal • 16 g F • 7 g E • 48 g KH • 152 mg Ca

Feigen mit Honig und Joghurt

Für 4 Portionen
15 Min.

4 reife Feigen • 1 Bio-Orange • 50 ml Weißwein • ½ Zimtstange • 500 g griechischer Joghurt (2 % Fett) • 2 EL flüssiger Honig • 2 EL geschälter gerösteter Sesam

- Feigen waschen und in Viertel schneiden. Von der halben Orange die Schale fein abreiben, dann die ganze Orange auspressen.
- Orangensaft mit Orangenschale, Wein und Zimtstange in einem flachen Topf aufkochen, die Feigenviertel mit der Schale nach unten hineinlegen und 2–3 Minuten leicht köcheln lassen.
- Joghurt mit Honig glatt rühren, in 4 Dessertschälchen füllen. Feigen mit der Sauce darauf anrichten und mit geröstetem Sesam garnieren.

Nährwerte pro Portion
160 kcal • 5 g F • 6 g E • 20 g KH • 232 mg Ca

Schnelle Quarkcreme

Für 4 Portionen
15 Min.

250 g Speisequark (20 % Fett) • 250 g Joghurt (1,5 % Fett) • 1 Pck. Vanillezucker • 2 EL Zucker • 1 Prise Zimt • 1 Banane • 1 Orange • 1 Birne

- Quark mit Joghurt, Vanillezucker, Zucker und Zimt glatt rühren. Banane schälen, längs halbieren und in Stücke schneiden. Orange mit dem Messer schälen, dabei die weiße Haut mit entfernen, Fruchtfleisch in Würfel schneiden. Birne waschen, schälen, vierteln, das Kerngehäuse entfernen und die Birne in kleine Würfel schneiden.

- Obst unter die Quarkmasse mischen und in 4 Schälchen füllen.

Nährwerte pro Portion
200 kcal • 9 g F • 9 g E • 19 g KH • 178 mg Ca

Vanille-Quarkcreme mit Obst

Für 6 Portionen
15 Min. + 30–60 Min. Abkühlzeit

300 ml Milch (3,5 % Fett) • ½ Pck. Vanillepuddingpulver • 3 EL Zucker • 500 g Magerquark • 1 Pck. Vanillezucker • abgeriebene Schale von 1 Bio-Limette oder -Zitrone • 250 g Erdbeeren (oder anderes frisches Obst)

- 5 EL der kalten Milch mit dem Vanillepuddingpulver glatt rühren. Restliche Milch zum Kochen bringen, das angerührte Puddingpulver zugeben und unter Rühren zum Kochen bringen.

- Von der Platte nehmen, Zucker unterrühren und auskühlen lassen.

- Den abgekühlten Pudding mit dem Handrührgerät aufschlagen, Quark und Vanillezucker zugeben und zu einer cremigen Masse verrühren. Mit Limetten- oder Zitronenschale verfeinern.

- Erdbeeren waschen und vierteln. Quarkmasse in Gläser füllen und mit den Erdbeeren garnieren.

Nährwerte pro Portion
155 kcal • 2 g F • 13 g E • 20 g KH • 172 mg Ca

Chiaquark mit Apfelhaube

Für 6 Portionen
15 Min. + 30–60 Min. Kühlzeit

250 g Magerquark • 250 g Joghurt (1,5 % Fett) • 2 EL Chia-Samen • 1 Bio-Limette oder -Zitrone • 1–2 EL flüssiger Honig • 1 Pck. Vanillezucker • 1 kleines Glas Apfelmark • Kakaopulver oder Schokoladeraspel zum Garnieren

- Quark mit Joghurt und Chia-Samen verrühren. Limetten- oder Zitronenschale dünn abreiben und den Saft aus den Früchten auspressen. Mit Honig und Vanillezucker unter den Quark rühren und abschmecken. 30 Min. bis 1 Std. im Kühlschrank stehen lassen.

- Apfelmark auf 6 Dessertschalen verteilen, Quarkmasse daraufgeben. Mit Kakaopulver oder Schokoraspeln garnieren.

Tipp Das Dessert sieht besonders schön aus, wenn Sie es in Weingläsern mit Stiel anrichten.

Nährwerte pro Portion
130 kcal • 3 g F • 9 g E • 17 g KH • 122 mg Ca

Mohn-Quark-Torte

Für eine Springform (24 cm Durchmesser) / 12 Stücke
20 Min. + 45–60 Min. Backzeit

Für den Mürbteig
150 g Mehl • 80 g Butter • 50 g Zucker • 1 Ei
Für den Belag
150 g gemahlener Mohn • 150 ml Milch (3,5 % Fett) • 4 Eier • 180 g Zucker • 1 Pck. Vanillezucker • 100 g weiche Butter • 500 g Magerquark • abgeriebene Schale von 1 Bio-Zitrone • 1 Pck. Vanillepuddingpulver

- Mehl mit kalter Butter verkrümeln, Zucker untermischen, mit dem Ei zu einem glatten Teig kneten und kühl stellen. Für den Belag die Milch in einem kleinen Topf erhitzen, Mohn einrühren und quellen lassen.

- Den Backofen auf 180 °C vorheizen. Eine Springform mit Backpapier auslegen. Teig ausrollen und die Form damit auslegen, am Rand ca. 4 cm hochdrücken. Ca. 10 Min. vorbacken. Herausnehmen und die Ofentemperatur auf 160–170 °C reduzieren.

- Eier trennen, Eiweiß mit 60 g Zucker sehr steif schlagen. Eigelb mit restlichem Zucker, Vanillezucker und Butter schaumig schlagen. Quark, Zitronenschale und Mohn unterrühren. Eischnee auf die Masse geben, Puddingpulver darübersieben und unterheben.

- Auf dem Teig verteilen und im Ofen 45 bis 60 Min. backen. Backofen ausschalten und die Torte noch 10 Min. im Ofen stehen lassen. Dann herausnehmen, Springformring entfernen und auskühlen lassen.

Nährwerte pro Portion
385 kcal • 21 g F • 13 g E • 35 g KH • 268 mg Ca

Mohnkuchen

Für eine Kastenform / 12 Stücke
45 Min. + 40 Min. Backzeit

100 ml Milch (3,5 % Fett) • 150 g gemahlener Mohn • 3 Eier • 200 g Zucker • 1 Pck. Vanillezucker • 200 g weiche Butter oder Margarine plus etwas für die Form • 50 g gemahlene Mandeln • abgeriebene Schale von ½ Bio-Zitrone • 200 g Mehl plus etwas für die Form • 1 Pck. Backpulver • 100 g Johannisbeerkonfitüre • 4 EL Puderzucker • 1 EL frisch gepresster Zitronensaft

- Die Milch in einem kleinen Topf erhitzen, Mohn einrühren und quellen lassen. Den Backofen auf 180 °C vorheizen. Die Eier trennen. Die Eiweiße mit 65 g Zucker steif schlagen. Eigelbe mit restlichem Zucker, Vanillezucker und weicher Butter oder Margarine schaumig rühren.

- Mohnmasse, Mandeln und abgeriebene Zitronenschale zugeben. Mehl mit Backpulver sieben und ebenfalls zugeben. Alles unter die Eigelbmasse rühren, dann den Eischnee vorsichtig unterheben.

- Eine Kasten- oder Ringform mit Butter ausstreichen und mit Mehl ausstreuen. Die Masse in die Form füllen und im vorgeheizten Ofen ca. 40 Minuten backen.

- Den Kuchen aus der Form stürzen und auskühlen lassen. Dann quer halbieren, mit Konfitüre füllen und wieder zusammensetzen. Puderzucker mit Zitronensaft verrühren und den Kuchen damit bestreichen.

Nährwerte pro Stück
415 kcal • 24 g F • 7 g E • 41 g KH • 235 mg Ca

» Mohn-Quark-Torte

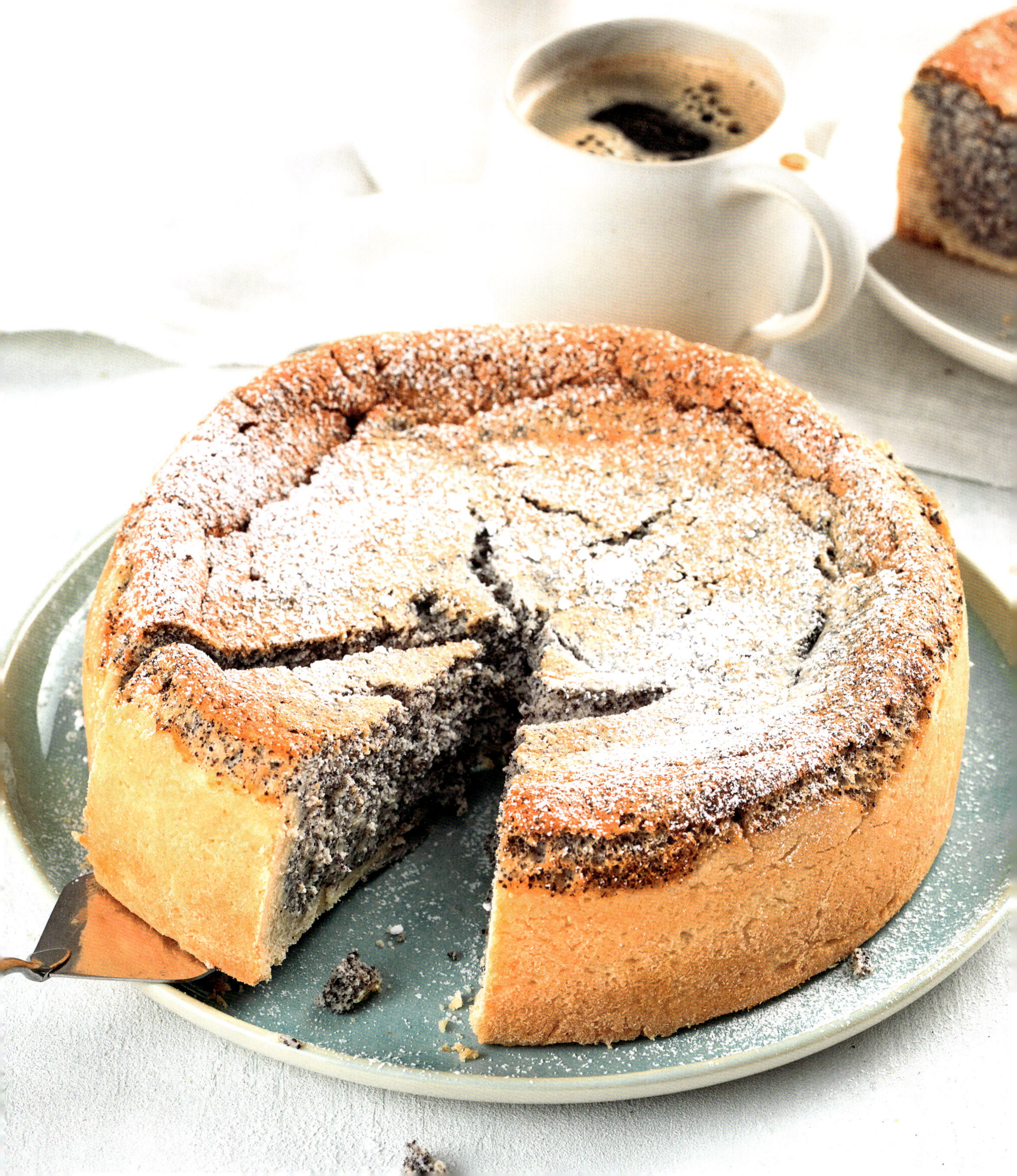

Mohn-Kaiserschmarrn mit Zwetschgenröster

Für 2 Portionen
40 Min.

Für den Teig
- 2 Eier
- 1 Becher saure Sahne (200 g)
- 1 Becher Mehl
- 2 EL gemahlener Mohn
- 1 Prise Salz
- ½ Pck. Vanillezucker
- 2 EL Sonnenblumenöl
- 10 g Butter
- 20 g Zucker
- Puderzucker zum Bestäuben

Für den Zwetschgenröster
- 200 g Zwetschgen
- 2 EL Zucker
- 1 Prise Zimt
- 1 TL Vanillezucker

Für den Teig Eier mit saurer Sahne, Mehl, Mohn, Salz und Vanillezucker glatt verrühren und kühl stellen.

Zwetschgen waschen, halbieren und entsteinen. 2 EL Zucker in einem Topf schmelzen und hellbraun karamellisieren lassen. Zwetschgen und 5 EL Wasser zugeben, mit Zimt und Vanillezucker würzen, aufkochen und bei schwacher Hitze kurz kochen lassen, vom Herd nehmen.

1 EL Öl in einer Pfanne erhitzen, die Hälfte des Teiges hineingeben und in der Pfanne durch leichtes Schwenken verteilen. Teigplatte wenden, sobald die Oberseite fest wird. Sobald die zweite Seite gebräunt ist, die Teigplatte mit zwei Löffeln in mundgerechte Stücke reißen, auf einen Teller geben und beiseitestellen. Den restlichen Teig ebenso verarbeiten.

Die gebackenen Stücke mit Butter und Zucker in die Pfanne geben und durchmischen. Auf zwei Teller verteilen, mit Puderzucker bestäuben und mit dem lauwarmen Zwetschgenröster servieren.

Variante Röster kann man auch aus Aprikosen oder Mirabellen zubereiten.

Nährwerte pro Portion
700 kcal • 27 g F • 21 g E • 91 g KH • 353 mg Ca

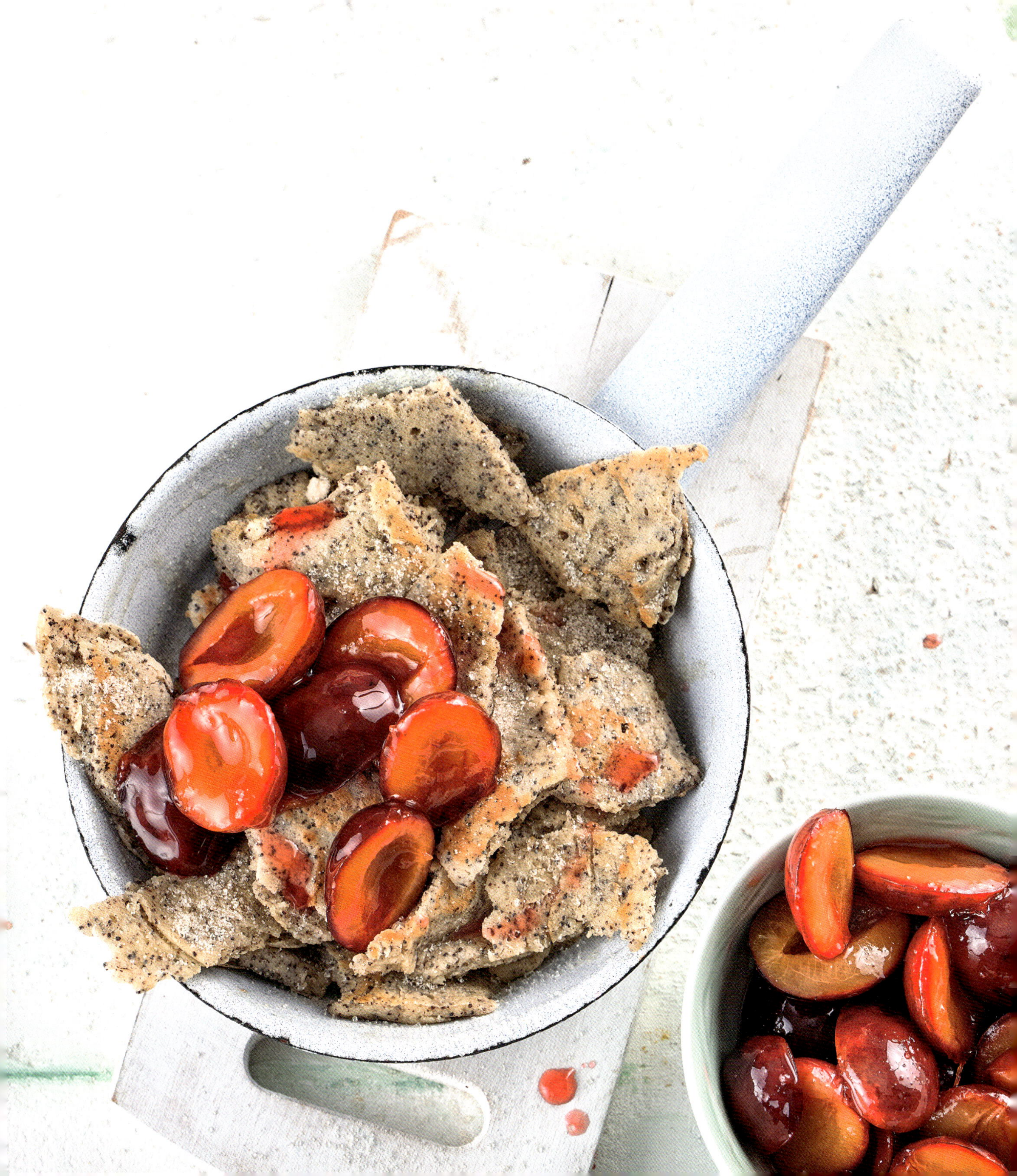

Schnelle Schokocreme aus Seidentofu

Für 4 Portionen
15 Min. + mind. 2 Stunden Kühlzeit

400 g Seidentofu • 1 EL Zucker • 1 Pck. Vanillezucker • ½ Bio-Orange • 70 g Vollmilchschokolade • 30 g Zartbitterschokolade • 1–2 EL Rum oder Cognac (wenn gewünscht) • 100 g Erdbeeren oder Himbeeren

- Seidentofu mit Zucker und Vanillezucker in einem hohen Gefäß mit dem Mixstab pürieren. Von der halben Orange die Schale fein abreiben und zugeben. Schokolade im Wasserbad schmelzen und unter die Tofucreme rühren. Wenn gewünscht, mit Rum oder Cognac verfeinern.

- Creme in 4 kleine Gläser oder Dessertschalen füllen und mind. 2 Stunden im Kühlschrank kühlen.

- Vor dem Servieren Erdbeeren oder Himbeeren waschen, bei Erdbeeren Stiel und Blätter entfernen und die Früchte in Stücke schneiden, Creme mit den Beeren garnieren.

Tipp Ersetzt man die Zartbitter- durch dunkle Kaffeeschokolade, bekommt die Creme eine feine Cappucchino-Note.

Nährwerte pro Portion
225 kcal • 11 g F • 8 g E • 21 g KH • 144 mg Ca

Schneewittchen-Dessert

Für 8 Portionen
25 Min. + 1–2 Stunden Kühlzeit

Für die rote Schicht
350 g Sauerkirschen (Glas) • 1–2 EL Speisestärke • 5 EL frisch gepresster Orangensaft • 2 EL Rum
Für die schwarze Schicht
150 g Pumpernickel • 100 g geriebene Haselnüsse
Für die weiße Schicht
500 g Magerquark • 200 ml Milch (3,5 % Fett) • 2 EL Zucker oder flüssiger Honig • 1 Pck. Vanillezucker
Außerdem
Schokoladeraspel oder Kakaopulver zum Garnieren

- Kirschen in einem Sieb abtropfen lassen, dabei den Saft auffangen. 5–6 EL des Kirschsafts mit der Speisestärke verrühren. Restlichen Kirschsaft mit Orangensaft und Rum vermischen und zum Kochen bringen. Dann die angerührte Starke zugeben, den Saft aufkochen und auskühlen lassen.

- Pumpernickel in kleine Würfel schneiden und in einer Pfanne anrösten, dann die Nüsse zugeben und mitrösten. Auskühlen lassen. Quark mit Milch, Zucker oder Honig und Vanillezucker cremig rühren.

- Dessert schichtweise in 8 Gläser füllen: zuerst wenig Quarkcreme, darauf die Pumpernickelschicht, dann Kirschen und zum Schluss die restliche Quarkmasse.

- Zum Durchziehen mindestens 1 Stunde oder über Nacht in den Kühlschrank stellen. Mit Schokoladenraspeln oder Kakaopulver bestreuen und genießen.

Nährwerte pro Portion
255 kcal • 9 g F • 12 g E • 28 g KH • 146 mg Ca

Milchreis mit Himbeersauce

Für 6 Portionen (als Dessert)
30 Min. + 1 Stunde Kühlzeit

500 ml Milch (3,5 % Fett) • 1 Prise Salz • 60 g Rundkornreis • 2 EL Zucker
Für die Sauce
300 g TK-Himbeeren • 1 gestr. EL Speisestärke • 1 EL Zucker • 1 Pck. Vanillezucker

- Milch mit Salz zum Kochen bringen. Den Reis einstreuen, aufkochen lassen und bei schwacher Hitze quellen lassen, dabei immer wieder umrühren. Dann den Zucker zugeben und auskühlen lassen.

- Für die Sauce Himbeeren mit 100 ml Wasser aufkochen. Speisestärke mit 2 EL kaltem Wasser glatt rühren, unter Rühren zu den Himbeeren geben und aufkochen lassen. Dann Zucker und Vanillezucker zugeben und auskühlen lassen.

- Milchreis in Dessertschälchen füllen und die Himbeersauce daraufgeben.

Tipps Schmeckt auch mit anderen TK-Beeren oder Kirschen aus dem Glas und im Sommer mit frischem Obst. Wenn es mal ganz schnell gehen muss, kann man fertige rote Grütze oder Beerengrütze verwenden.
Schmeckt auch warm als süße Mahlzeit, dann reicht die Menge für 2–3 Portionen.

Nährwerte pro Portion
150 kcal • 3 g F • 4 g E • 25 g KH • 122 mg Ca

Apfel-»Tiramisu«

Für 8 Portionen
15 Min. + 1–2 Stunden Kühlzeit

150 g Löffelbiskuit • 100 ml Apfelsaft • 1 kleines Glas Apfelmark • 1 Apfel • 250 g Magerquark • 250 g Vanillejoghurt (3,5 % Fett) • 1 Pck. Vanillezucker • Kakaopulver zum Garnieren

- Eine Auflaufform mit Löffelbiskuit auslegen. Die Löffelbiskuits mit Apfelsaft beträufeln und das Apfelmark darauf verteilen. Den Apfel schälen, vierteln, das Kerngehäuse entfernen, das Fruchtfleisch raspeln und in der Form verteilen.

- Für die Creme Magerquark, Vanillejoghurt und Vanillezucker mit dem Handrührgerät aufschlagen. Creme auf der Apfelschicht glattstreichen.

- Dessert kühl stellen (mindestens 1 Stunde, gerne auch länger oder über Nacht) und kurz vor dem Servieren mit Kakaopulver bestreuen.

Nährwerte pro Portion
185 kcal • 3 g F • 8 g E • 31 g KH • 84 mg Ca

Mohnjoghurt mit Preiselbeeren

Für 4 Portionen
20 Min.

100 ml Milch (3,5 % Fett) • 4 EL gemahlener Mohn • ½ Bio-Limette • 500 g Joghurt (3,5 % Fett) • 2 EL Zucker • 1 Pck. Vanillezucker • 4 TL Wild-Preiselbeeren (Glas)

- Die Milch in einem kleinen Topf erhitzen, den Mohn unterrühren und mind. 10 Minuten quellen lassen. Von der halben Limette die Schale fein abreiben.

- Joghurt mit Zucker, Vanillezucker und Limettenschale verrühren, den Mohn untermischen.

- Die Masse in 4 Gläser oder Schälchen füllen und kalt stellen. Kurz vor dem Servieren jeweils mit 1 TL Preiselbeeren garnieren.

Nährwerte pro Portion
195 kcal • 10 g F • 7 g E • 18 g KH • 336 mg Ca

Buttermilchdessert mit Fruchtpüree

für 4 Portionen
25 Min. + mind. 2–3 Stunden Kühlzeit

6 Blatt Gelatine • 1 Bio-Limette • 500 ml Buttermilch • 2–3 EL Zucker plus etwas nach Geschmack • 1 Pck. Vanillezucker • 2 reife Pfirsiche oder 4–6 reife Aprikosen (oder Früchte aus der Dose ohne Zuckerzusatz)

- Gelatine in kaltem Wasser einweichen. Von der halben Limette die Schale fein abreiben. Buttermilch mit Zucker, Vanillezucker und Limettenschale mischen.

- Gelatine ausdrücken und im Wasserbad vorsichtig auflösen. Mehrmals einige Esslöffel der Buttermilchmasse zugeben und glatt rühren, bis die Fruchtbuttermilch komplett mit der Gelatine vermischt ist.

- Masse in 4 Puddingförmchen oder Timbals füllen und mindestens 2–3 Stunden in den Kühlschrank stellen, bis die Masse fest ist.

- Pfirsiche oder Aprikosen waschen, die Haut abziehen, Steine entfernen und die Früchte in Stücke schneiden. Mit dem Mixstab pürieren. Wenn gewünscht, mit etwas Zucker süßen.

- Puddingförmchen kurz in heißes Wasser tauchen, Buttermilchgelantine in flache Dessertschälchen oder auf kleine Teller stürzen und mit dem Fruchtpüree servieren.

Nährwerte pro Portion
135 kcal • 1 g F • 7 g E • 25 g KH • 143 mg Ca

» Buttermilchdessert mit Fruchtpüree

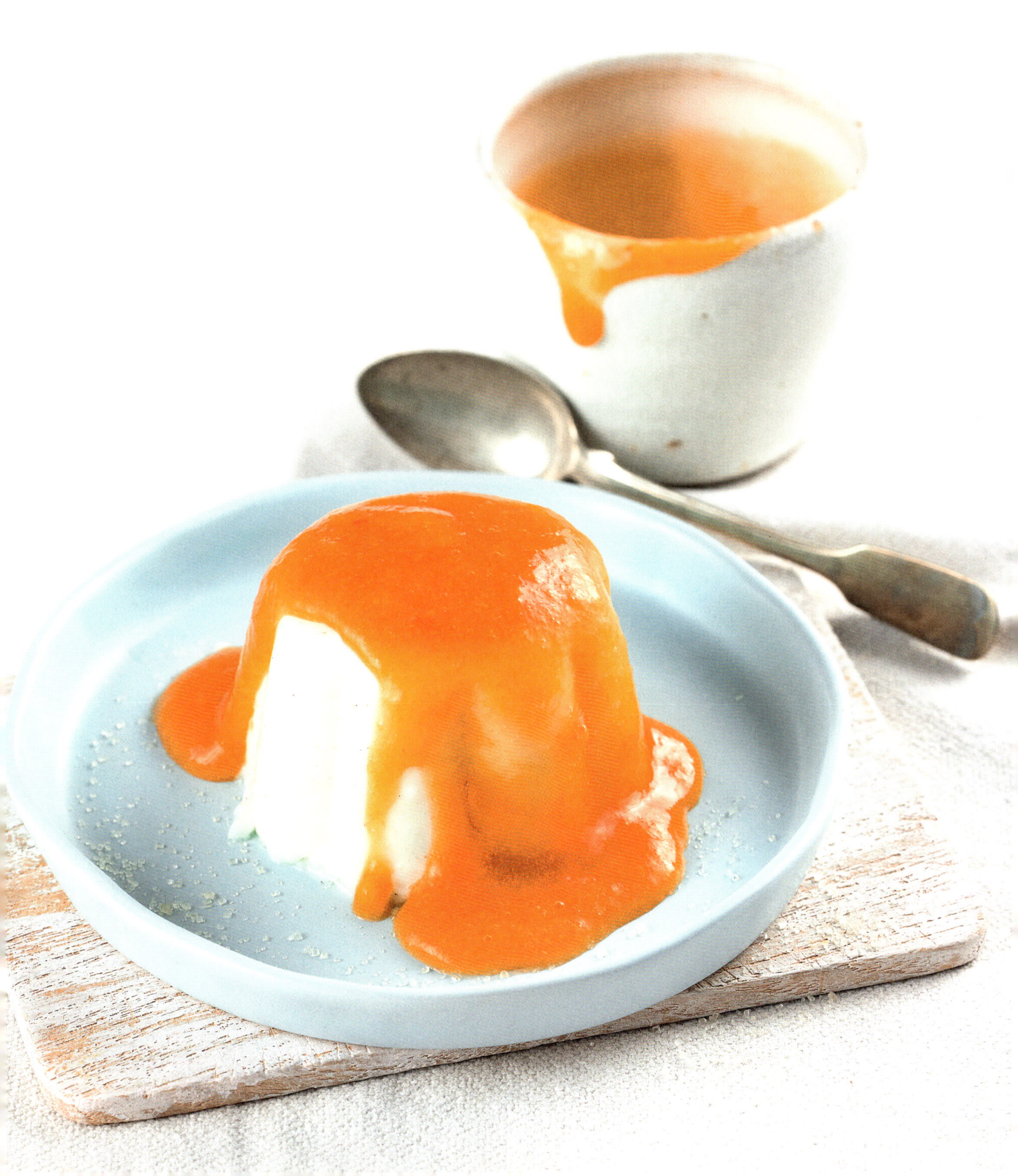

Dankeschön!

Als Herausgeberin dieses Buches möchte ich zum Schluss noch DANKE sagen. In Ausbildung, Studium und dreißig Berufsjahren durfte ich von unzähligen Menschen lernen. Namentlich möchte ich hier einige wenige nennen, die mich besonders beim Schreiben dieses Buches inspiriert und unterstützt haben. Ich danke Osteologin Ehrentraud Koch, Prof. Dr. Jürgen Vormann, Apothekerin Birgitta Dinkel und Ernährungswissenschaftlerin Kristin Blei für sehr hilfreichen fachlichen Input und Austausch.

Mein besonderer Dank geht an Küchenmeister und Diätkoch Stefan Crull. Er unterstützte mich mit viel Kreativität und Fachwissen bei der Entwicklung von Rezepten und verlieh einigen meiner erprobten Rezepte den letzten Schliff.

Nicht vergessen möchte ich meine Co-Autorin. Ich bin sehr froh, dass Physiotherapeutin Martina Gewecke als »Fachfrau aus der Praxis« die Leserinnen und Leser an ihrem umfangreichen Fachwissen und vor allem am reichen Erfahrungsschatz einer langjährigen therapeutischen Tätigkeit teilhaben lässt.

Zum Schluss geht mein Dank an alle Beteiligten aus dem Verlag, ohne die dieses Buch nicht hätte entstehen können. Und natürlich danke ich Ihnen, liebe Leserinnen und Leser, für den Kauf des Buches und fürs Weiterempfehlen an andere, wenn es Ihnen gefallen hat.

Ihre
Barbara Haidenberger

Rezeptregister

Liebe Leserin, lieber Leser,

hat Ihnen dieses Buch weitergeholfen? Für Anregungen, Kritik, aber auch für Lob sind wir offen. So können wir in Zukunft noch besser auf Ihre Wünsche eingehen. Schreiben Sie uns, denn Ihre Meinung zählt!

Ihr TRIAS Verlag

https://kundenservice.thieme.de | Lektorat TRIAS Verlag, Postfach 30 05 04, 70445 Stuttgart

/trias.tut.mir.gut /mama.mag.trias /trias_verlag /triasverlag www.trias-verlag.de/newsletter

Stichwortverzeichnis

Empfehlungen von Barbara Haidenberger und Martina Gewecke

Osteoporose-Leitlinien, Osteoporose-Spezialisten, Arztpraxen und Kliniken

Hilfreiche Adressen

Dachverband Osteologie
www.dv-osteologie.org
Telefon: +49 (0)201 857627 04
E-Mail: info@dv-osteologie.de

DVO-zertifizierte Osteoporosezentren

Osteologisches Schwerpunktzentrum
http://www.dv-osteologie.org/zentrum-dvo

Ärzte mit Zertifizierung »Osteologe DVO« und Suche nach PLZ-Gebiet
www.dv-osteologie.org/osteologe-dvo

Qualifizierte Ernährungsfachkräfte in Deutschland

Fachkräfte mit Zusatzausbildung Osteoporose
www.knochengesund.com
Telefon: +49 (0)89 7469025
E-Mail:
wissen@knochengesund.com

Verband der Diätassistenten – Deutscher Bundesverband e. V.
www.vdd.de
Telefon: +49 (0)201 94685370
E-Mail: vdd@vdd.de

Berufsverband Oecotrophologie e. V.:
www.vdoe.de
Telefon: +49 (0)30 2359832 81
E-Mail: vdoe@vdoe.de

Verband für Ernährung und Diätetik e. V.
www.vfed.de
Telefon: +49 (0)241 507300
E-Mail: info@vfed.de

Deutsche Gesellschaft der qualifizierten Ernährungstherapeuten und Ernährungsberater – QUETHEB e. V.
www.quetheb.de
Telefon: +49 (0)7323 96 88 472
E-Mail: info@quetheb.de

Deutsche Gesellschaft für Ernährung e. V.
www.dge.de
Telefon: +49 (0)228 3776600
E-Mail: webmaster@dge.de

Qualifizierte Ernährungsfachkräfte in Österreich

Verband der Diätologen Österreichs
www.diaetologen.at
Telefon: +43 (0)1 6027960
E-Mail: office@diaetologen.at

Qualifizierte Ernährungsfachkräfte in der Schweiz

Schweizerischer Verband der Ernährungsberater/innen
www.svde-asdd.ch
Telefon: +41 (0)313 138870
E-Mail: service@svde-asdd.ch

Selbsthilfeverbände

Deutschland

Bundesselbsthilfeverband für Osteoporose e. V.
www.osteoporose-deutschland.de
Telefon: +49 (0)211 3013140
E-Mail: info@osteoporose-deutschland.de

Netzwerk Osteoporose e. V.
www.netzwerk-osteoporose.de
Telefon: +49 (0)5251 280586
oder 21120
E-Mail: buero@netzwerk-osteoporose.de

Osteoporose Selbsthilfegruppen Dachverband e. V.
www.osd-ev.org
Telefon: +49 (0)3621 512581

Bundesselbsthifeverband für gesunde Knochen e. V.
www.osteoporose-bgk.de
Telefon: +49 (0)6451 71 59 88

Österreich

Osteoporose Selbsthilfe Österreich
www.osteoporose-selbsthilfe.org
Telefon: +43 (0)316 48 32 58 60
E-Mail: office@osteoporose-selbsthilfe.org

Aktion gesunde Knochen
www.aktiongesundeknochen.at
Telefon: +43 (0)316 48325860
E-Mail: info@aktiongesundeknochen.at

Schweiz

OsteoSwiss – Arbeitsgemeinschaft Osteoporose Schweiz
www.osteoswiss.ch
Telefon: +41 (0)848 805088
E-Mail: info@osteoswiss.ch

Bibliografische Information der Deutschen Nationalbibliothek
Die Deutsche Nationalbibliothek verzeichnet diese Publikation in der Deutschen Nationalbibliografie; detaillierte bibliografische Daten sind im Internet über http://dnb.d-nb.de abrufbar.

Programmplanung: Uta Spieldiener
Projektmanagement: Sabine Ilg
Redaktion: Bettina Snowdon
Bildredaktion: Christoph Frick, Caroline Merdian

Umschlaggestaltung: © Thieme
Layout: CYCLUS · Visuelle Kommunikation, Stuttgart

Bildnachweis:
Umschlagmotiv: © Thieme unter Verwendung von
Käse: © M.studio/stock.adobe.com
Gemüse: © exclusive-design/stock.adobe.com
Obst: © bit24/stock.adobe.com
Trockenfrüchte: © Diana Taliun/stock.adobe.com
Sesam: © wabeno/stock.adobe.com

Autorinnenfoto (Haidenberger): studioline.de;
(Gewecke): Martina Gewecke
Foodfotos: S. 83, 131: © S. Bütow/Thieme
S. 87: Daniela Sonntag
S. 2/3, 80/81, 88, 90/91, 95, 99, 103, 104/105, 113, 114, 118, 123, 128/129, 135, 136, 141: © A. Rogge & J. Jankovic/Thieme
People-Fotos: © H. Münch/Thieme
Zeichnungen: Susi Schaaf, Bellheim

Die abgebildeten Personen haben in keiner Weise etwas mit der Krankheit zu tun.

1. Auflage 2022

TRIAS Verlag in Georg Thieme Verlag KG
Rüdigerstraße 14, 70469 Stuttgart, Germany
www.trias-verlag.de

Printed in Germany

Satz: Fotosatz Buck, Kumhausen
Repro: LUDWIG:media gmbh, Zell am See
Druck: AZ Druck und Datentechnik GmbH, Kempten

Gedruckt auf chlorfrei gebleichtem Papier

ISBN 978-3-432-11480-4 1 2 3 4 5 6

Auch erhältlich als E-Book:
eISBN (ePub) 978-3-432-11481-1